该怎么呵护你，
我的乳房

卢静华｜著

U0224410

人民卫生出版社

图书在版编目（CIP）数据

该怎么呵护你，我的乳房 / 卢静华著. — 北京：
人民卫生出版社，2019

ISBN 978-7-117-28770-8

Ⅰ.①该⋯　Ⅱ.①卢⋯　Ⅲ.①乳房－保健－基本知识
Ⅳ.①R655.8

中国版本图书馆CIP数据核字（2019）第157522号

| 人卫智网 | www.ipmph.com | 医学教育、学术、考试、健康，购书智慧智能综合服务平台 |
| 人卫官网 | www.pmph.com | 人卫官方资讯发布平台 |

该怎么呵护你，我的乳房

著　　者：卢静华
出版发行：人民卫生出版社（中继线 010-59780011）
地　　址：北京市朝阳区潘家园南里 19 号
邮　　编：100021
E - mail：pmph @ pmph.com
购书热线：010-59787592　010-59787584　010-65264830
印　　刷：北京顶佳世纪印刷有限公司
经　　销：新华书店
开　　本：889×1194　1/32　印张：5
字　　数：104 千字
版　　次：2019 年 9 月第 1 版　2020 年 3 月第 1 版第 2 次印刷
标准书号：ISBN 978-7-117-28770-8
定　　价：39.00 元

打击盗版举报电话：010-59787491　E-mail：WQ @ pmph.com
（凡属印装质量问题请与本社市场营销中心联系退换）

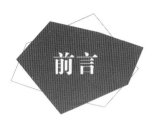

前言

　　在长期的临床诊疗中发现，乳房的动态变化给女性朋友带来诸多健康问题，亟待我们医务工作者普及乳腺科普知识，尤其是在乳腺癌发病率如此高的今天，科普知识的普及更是迫在眉睫。

　　在我将个人媒体平台碎片化的科普文章内容整理成书稿的过程中，我每选择一个话题点都会反复思考，这个话题是不是广大女性朋友所需的，是不是这个问题有普及的重要性。在筛选过程中我摒弃了大量的或是晦涩难懂，或是受众不高的科普知识，确保精挑细选后的每一个话题都能给读者带来实质性的指导。

　　此外，因为我创作的科普内容受众群体为女性朋友，在科普创作过程中会以女性易于接受的角度，传递乳腺健康科普知识。我尝试将自身的温度和柔情融入到文字中，使文字的表达不至于那么苍

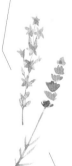

白而又冰冷。成稿过程中，我还画了一幅幅乳房解剖结构图和发病后乳房会呈现哪些状态的图谱，用色彩斑斓的画笔赋予文字无法呈现的视觉感，并作为插图配在图书中，让读者更直观地感受乳房的变化。

诚然，女性会用尽一生去呵护身边人，却唯独忘了呵护自己。寄希望于广大的女性朋友在百忙之中抽出一点时间打开这本书，随我一同探寻乳房的喜怒哀乐，察觉乳腺癌的蛛丝马迹。

乳房，从现在起，我开始懂你。

卢静华

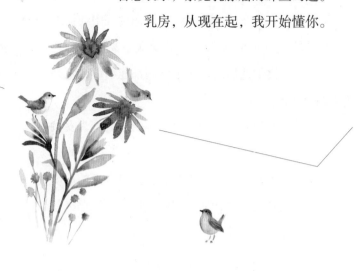

图书在版编目（CIP）数据

该怎么呵护你，我的乳房 / 卢静华著. —北京：
人民卫生出版社，2019
ISBN 978-7-117-28770-8

Ⅰ.①该… Ⅱ.①卢… Ⅲ.①乳房－保健－基本知识
Ⅳ.①R655.8

中国版本图书馆 CIP 数据核字（2019）第 157522 号

人卫智网	www.ipmph.com	医学教育、学术、考试、健康，购书智慧智能综合服务平台
人卫官网	www.pmph.com	人卫官方资讯发布平台

该怎么呵护你，我的乳房

著　　者：卢静华
出版发行：人民卫生出版社（中继线 010-59780011）
地　　址：北京市朝阳区潘家园南里 19 号
邮　　编：100021
E - mail：pmph @ pmph.com
购书热线：010-59787592　010-59787584　010-65264830
印　　刷：北京顶佳世纪印刷有限公司
经　　销：新华书店
开　　本：889×1194　1/32　　印张：5
字　　数：104 千字
版　　次：2019 年 9 月第 1 版　2020 年 3 月第 1 版第 2 次印刷
标准书号：ISBN 978-7-117-28770-8
定　　价：39.00 元

打击盗版举报电话：010-59787491　E-mail：WQ @ pmph.com
（凡属印装质量问题请与本社市场营销中心联系退换）

该怎么呵护你，
我的乳房

卢静华 | 著

人民卫生出版社

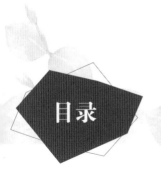

目录

第 1 章　为你揭开乳房神秘的面纱

第 2 章　教你应对乳房的这些小病小痛

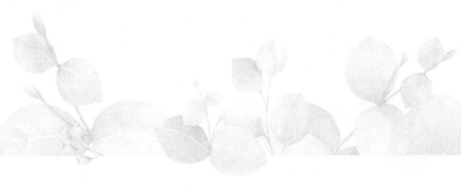

第 3 章   # 哺乳期的乳房你还好吗

第 4 章   # 乳腺癌，认识它、直面它

第 5 章　乳房日常呵护为你支招

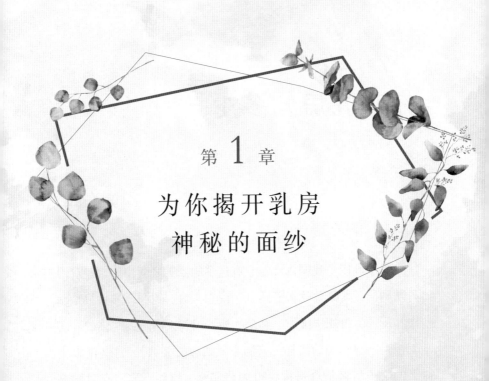

第 1 章

为你揭开乳房
神秘的面纱

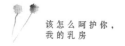

你对乳房知多少

关于乳房，我国古代对它有过多的溢美之词，如"一双明月贴胸前，紫禁葡萄碧玉圆。"说它丰盈、圆润，显得很是贴切和传神。再如法国作家勒南为所罗门舞女所写的"你的乳房就像是一只圆圆的酒杯，盛满香气四溢的美酒"。这些浪漫主义的文人墨客把乳房描绘得如诗如画。然而，乳房有时候却不是看起来那般美好，它会时不时地给它的主人平添一些烦恼。乳房发育时期，有些女孩子会出现乳房疼痛的苦恼；经期时，有些女性的乳房伴着丝丝胀痛；哺乳期时，乳头皲裂、乳腺炎的发生，让更多的女性苦不堪言。这个给我们带来妩媚又带来烦恼的乳房你了解多少。

乳房一般为规则的半球形或圆锥体，两侧基本对称，成年人的乳房略有大小和高低的不同，不同人种和不同发育状况的女性，乳房大小和形状可有明显的差异。

乳房发育的五个阶段

第一阶段：初始时，胸部平坦，乳房是扁平的，只有乳头突起。

第二阶段：乳房萌芽。乳腺和周围脂肪组织形成一个约纽扣大小的隆起，乳头开始变大，乳晕扩展形成乳晕肿。乳头和乳晕颜色加深。

第三阶段：乳头和乳晕开始发育。此时乳头及乳晕下乳腺管向外突出，乳房会比之前更圆。乳晕的范围更宽广、颜色更深。在这个时期，乳头周围出现胀疼的硬块，如果不小心碰一下，乳头部位就会感觉疼痛。此时乳房呈锥形。

第四阶段：乳头和乳晕从乳房上微微突出，胸部隆起已依稀可见，乳房逐渐呈半球状。

第五阶段：乳房发育完全成熟。乳房饱满，乳头上出现小孔，即乳腺管开口，便于哺乳期排出乳汁。

青春期的乳房发育标志着少女开始成熟，是正常的生理现象。隆起的乳房勾勒出了女性体形所特有的曲线美，更重要的是乳房发育为日后哺乳准备了条件。

乳房的位置

乳房位于胸前第 2～6 肋间，内起胸骨旁，外达腋前线，乳房肥大时可达腹中线。乳房外上部分向腋窝凸出，形成腋角。

正常的乳头位置有许多不同的确定方法。大多数学者主张

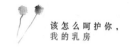
用几个数据共同确定乳头的位置，即：

♥ 胸骨上切迹至两侧乳头的距离，一般为 18.0～24.0cm，平卧位升高 2.0～3.0cm。

♥ 乳头间距平均 20.0～24.0cm，此距离与胸骨上切迹至两侧乳头的距离构成正三角。

♥ 胸骨中线至两侧乳头的距离为 10.0～12.0cm。

♥ 乳房下皱襞至乳头的距离为 5.0～7.5cm，平均 6.5cm。

可别小瞧了这些枯燥无味的数据，对于正常人而言，这些数据确实没有必要了解，但是对于需要乳房、乳头重造的患者而言，这些数据为术者提供了重要的数据参考。

乳房的构成

乳房主要是由皮肤、乳腺腺体、支持腺体稳定的结缔组织以及起保护作用的脂肪构成。

乳房中央偏下的位置分布有乳头，乳头周围一圈环行色素沉着区域为乳晕。在乳晕的表面有许多散在的小圆形突起，为乳晕腺的开口，亦称为蒙哥马利腺。

乳腺腺体是乳房最重要的结构之一，主要由导管、腺小叶、腺泡组成。腺体组织被分成 15～20 个乳腺叶，乳腺各叶由致密的结缔组织分隔，并由脂肪组织包裹，每个都是独立的乳腺叶，并由一条主输乳管把沿途经过的乳腺小叶连接起来，这条管道开口于乳头的顶端。乳房的生理功能主要由腺体完成，乳房疾病也多是因腺体而起。

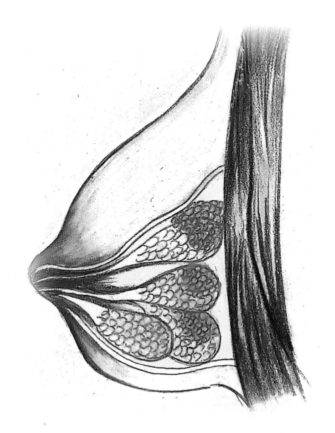

乳房内腺体增生

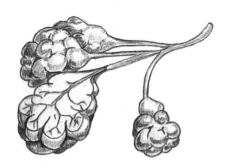

乳腺的基本单位——乳腺导管 - 小叶结构

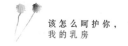
乳房内除腺体外，还由纤维结缔组织和大量脂肪组织组成。乳房内脂肪组织的多少，是决定乳房大小的主要因素之一。有些人过度节食造成不合理的减肥，会导致乳房脂肪的分解，乳房变得干瘪，身材没有曲线美。

结缔组织的功能就是支撑着这些脂肪维持漂亮的乳房外型。年轻时，致密结缔组织（由胶原纤维组成）将乳腺牢固悬系和固定在皮肤上，使乳房挺拔秀丽。随着岁月的流逝，胶原纤维三螺旋变得松懈，就像老化的松紧带一样失去拉力，不能将乳房拉紧，造成乳房扁平下垂。

乳房的血液和淋巴供应

乳房属于血液循环较为丰富的器官。乳房的动脉血液供应主要由胸廓内动脉的 2～5 穿支、腋动脉的分支、胸外侧动脉以及肋间动脉的穿支所组成。这些动脉共同构成一个血管网，浇灌滋养着乳房，为乳房提供良好的养分。

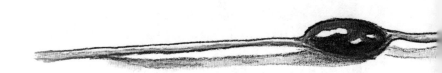

在女性乳房组织内有极其丰富的淋巴管相互吻合成丛，整个腺体、腺叶都被稠密而微细的淋巴网所包围。

乳房主要淋巴结引流方向：

乳房外侧部和中央部的淋巴管注入胸肌淋巴结；

上部的淋巴管注入尖淋巴结和锁骨上淋巴结；

内侧部的淋巴管注入胸骨旁淋巴结；

深部的淋巴管注入胸肌间淋巴结。

当乳腺癌发生时，这些淋巴结也是被怀疑是否有癌转移的重点排查对象。

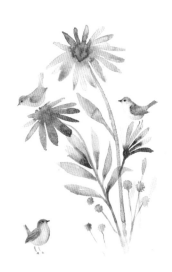

人往往大多时候都会这样，陪你越久的越容易忽视，亲人如此，朋友如此，就连生来就有的某一个器官——乳房，看似岁月静好的存在，其实是错综复杂的构成，一旦其出现问题，才发现它的弥足珍贵，所以呵护乳房，就从现在开始吧。

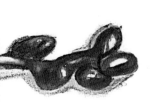

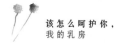

行走的乳房
——乳房的发育过程

　　乳房在女性的生命中担负着重要的角色，除了增加女性的形体美，维持女性曼妙身材，让女人建立自信外，还承担着生命延续过程中的哺乳重责。很多女性对自己的乳房发育过程并不了解。从青春期乳房刚刚发育时伴随着隐隐的疼痛，性成熟后随着月经周期变化而带来不适感，妊娠期乳房增大出现胀痛，再到哺乳期乳房肿痛，绝经期乳房萎缩，可以说女性的一生都在与乳房羁绊！

　　乳房是随着人体的生长发育、生理功能改变而改变的器官，她不是从一而终的，女性的一生中乳房都在发生着变化。

新生儿期

　　胚胎期的乳房犹如一粒小小的种子埋在乳头底下。不论男孩和女孩在母亲子宫里的时候都会受到母亲激素的影响，在出生时有发生乳房肿大的可能，如蚕豆或鸽子蛋大小，甚至新出生的宝宝乳房还有可能出现少量乳汁的分泌。多在出生后 2 ~ 3 周逐渐消退，这是正常生理现象哦！一些新手爸妈不必太过惊慌。这里要提醒的是，不少女性询问医生，家里有的长辈要给宝宝挤挤乳头，以挤出液体为好，这样是否科学？这是完全错误的做法，会造成乳头的感染，影响孩子的乳房发育！

幼儿期

这时候，人体所有的性腺和生殖器官处于静止状态，乳房的发育也处于静止状态，一般不会出现什么异常的表现。但由于现在生活水平的提高，再加上一些含有性激素的食品被婴幼儿摄入，很容易造成幼儿乳房过早发育，家长应在日常生活中留意观察，孩子乳房若是出现肿大，触摸时感觉有包块，应尽早就医，由医生判断是否是正常的生理发育现象。

青春期

青春期开始后，随着卵巢功能的增强，女性性激素分泌逐渐增加，乳房受到性激素的刺激，开始发育，变得丰满起来。在这个时期女孩乳房会出现疼痛明显，乳头增大，乳晕色素增多。在 10 ~ 12 岁的女孩中，两侧乳房不对称地增大并不少见，这不是疾病，这种乳房不对称发育在生长发育过程中能

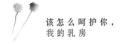
够自行矫正。但也会有一些异常情况，一定要提高警惕，千万不可因疏忽大意错过治疗时机。

这一段时期会出现两种异常状况：

巨乳症 青春期乳房内的乳腺组织对激素过度敏感，可以让乳房增大特别明显，有研究证实巨乳症与遗传因素也有一定的关系。

纤维瘤 如果性激素刺激引起的增生仅仅存在乳房的某一部位，则这个部位的组织疯狂增长就可以引起纤维瘤。

这也可以解释人们对乳房大小的疑虑——为什么同样身材的人，有的人乳房大，有的人乳房小？就是每个人的乳房对激素刺激的敏感性和反应能力不同。当然乳房对激素敏感性的差异只是导致个体乳房大小不一的因素之一，人群中乳房的大小受多种因素影响。

性成熟期

性成熟期从 18 岁开始，历时近 30 年。这个时期是乳腺随着性激素的周期性变化而变化的阶段。在性激素的刺激下，成熟的乳房会随着月经周期而产生周期性疼痛感，这个时期常见且典型的病变就是乳腺增生。

乳腺增生的发生发展与内分泌密切相关，是内分泌失调在乳房的表现，女性雌激素分泌增多、黄体酮相对减少或催乳素增高是乳腺良性疾病的主要原因。

妊娠期

妊娠期卵巢分泌的雌激素、孕激素以及胎盘分泌的催乳素等激素，这些激素水平的改变导致乳腺发生重大的变化。从怀孕 3 个月起，乳房开始逐渐增大，随着怀孕周数的增加，乳房变得硬韧起来，乳头、乳晕着色加重，妊娠后期乳房有初乳形成。要知道的是在妊娠期乳房的增大也是不均衡的，两侧乳房不但有大小差异，同一侧乳房不同部位的增大也有差异，在哺乳时就会发现挤压乳房某一部位乳汁分泌较多，甚至在一侧乳房的某一部位会形成囊性增生病。

哺乳期

乳房泌乳的时间一般是在分娩后第 2 天开始，乳房开始出现胀痛，哺乳后就会消失。乳汁分泌的量与妊娠期间乳腺发育的程度有关。随着哺乳的刺激，泌乳量也会增加，产后 1 周平均日泌乳量为 250 ~ 300ml，产后 1 个月平均日泌乳量为 650ml，6 个月内平均日泌乳量为 750ml，产后 9 个月乳汁分泌量开始减少，约为 600ml。而乳房的大小与分泌乳汁的多少没有直接关系，我们经常见到乳房小的人，分泌乳汁很多，而乳房大的人，分泌乳汁反而不多的情况。

分娩后如未能哺乳，乳腺可迅速退化，如进行哺乳，乳腺

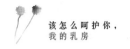
则会持续分泌乳汁。断乳后,乳汁很快就不会分泌。但有个别情况,有些产妇因为其乳房内个别乳腺腺泡里还存在乳汁分泌的情况,会在几年后才逐渐停止泌乳。

妊娠和哺乳可使乳腺单纯性增生症状明显缓解或消退,同时也会使乳房良恶性肿瘤生长加速。

围绝经期

围绝经期是指妇女绝经前后的一段时期,也就是卵巢衰退的征兆。随着月经逐渐变得稀少或停止,乳房也会出现相应的变化。乳腺全面萎缩,就如大部队完成使命全面撤退一样,乳房的小叶和腺管也在减少,脂肪组织会侵占乳腺腺体部位,其实乳房并没变小,只是因为纤维结缔组织功能的衰退,无法支撑乳房的形态,乳房出现下垂。

老年期

女性 60 岁左右就进入老年期,乳房内腺体进一步萎缩,剩下寥寥无几的腺体,性激素分泌也大幅度衰减,月经完全停止,女性内、外生殖器完全萎缩,最后只剩下乳晕下一点点导管和脂肪组织。

从孩提到老年,乳房也会顺应着人体各个阶段做出相应的变化,如果整个过程进展顺利,女性这一生就会很少经受乳房带来的痛苦,但往往很多时候并不遂人愿。

乳房过早发育了**怎么回事**

在女孩 9 岁左右随着卵巢功能的逐步成熟，月经初潮没有来临之前，乳腺胚芽就已经开始在悄悄地发育了，直到性成熟期，乳房就会慢慢发育成正常的形态。但是有的孩子在六七岁甚至更早的年纪就出现了乳房发育的现象。家长在面对孩子发育的乳房就会坐立不安，担心孩子早于同龄人的乳房发育会给其带来生理或心理上的伤害，很多家长也会生出这样或者那样的疑惑。

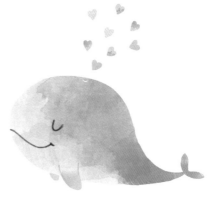

孩子乳房刚发育时出现一侧乳房发育，而另一侧乳房却未发育的现象，正常吗？

只有乳房发育，其他第二性征没有出现，属于性早熟吗？

乳房处摸上去有圆圆小小的硬结，不小心碰到或是用力一捏会隐隐作痛，正常吗？

孩子为什么会出现乳房过早发育，是吃了哪些不该吃的食品还是什么？

究竟该怎么避免孩子乳房过早发育？

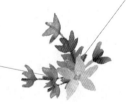

在回答家长的这些疑惑之前，先看看乳房的发育究竟受哪些因素的影响。

乳房的生长发育在生理上主要受生殖内分泌轴系多种激素的影响，如脑垂体分泌的促性腺激素、泌乳素，卵巢分泌的雌激素和孕激素。此外还受肾上腺和甲状腺分泌的激素、垂体分泌的生长激素等影响，这些激素水平正常，乳房的发育才能充分、完善。

女性乳房发育的早晚还与种族、遗传、营养情况、地域、文化状况和生活习惯等多种因素有关。这些原因导致女性乳房发育的早晚可以差别较大。

乳房过早发育出现这些情况正常吗

是否是性早熟 家长要知道的是单纯的儿童乳房过早发育，并不一定是性早熟，因为除了乳房的发育再没有其他第二性征的发育表现。

而性早熟包括中枢性性早熟和外周性性早熟，无论哪种性早熟的表现都不单单是乳房的发育，如中枢性性早熟的女孩除了表现为乳房发育外，还有不规则的阴道出血、雌激素水平升高、骨龄提前两年以上以及身高、体重均高于同龄女孩等。

出现硬结节 发育的乳房若出现硬结节，其直径不超过5cm，一般有自限性，青春期前或青春期过后，乳房内出现的硬结节就会消失，有个别肥胖儿童会发展为真性性早熟（即中枢性性早熟）。如果触碰乳房硬结节偶有疼痛感，家长不放心可去医院由专业医生判断是否需要干预治疗。

乳房不对称 乳房不对称现象的出现一定要排除疾病的原因。一般情况下，乳房不对称是正常的生理现象。这个也很容易理解，如果一侧乳房对雌激素敏感就长得大些，而另一侧乳房对激素不敏感就长得小些，但是一旦性成熟后这种差异几乎就会不存在了。若是性成熟后还存在着较明显的乳房发育不对称的现象，就应尽早去医院诊查。

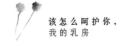
乳房过早发育的原因有哪些

孩子乳房发育得早，除了与现在生活水平提高、营养得到了较高改善，孩子的生长和发育显著提早有关外，还与一些家长常给孩子吃增进食欲、益智健脑的保健品有关，殊不知，这些补品如果含有花粉、蜂皇浆、人参等成分，长期服用可引起儿童血液中的激素水平上升，从而导致儿童性早熟。

此外，孩子长期食用一些含有性激素类饲料喂养的禽、畜和水产品或是食用大量农药或激素污染的蔬菜后，污染残留物通过皮肤或直接食用后，也会导致孩子发生性早熟。

接触或是使用化妆品过早，化妆品中含有的一些物质会致乳房过早发育。有些孩子在影视作品中接触过多的性暗示画面也会过早刺激到孩子心理，最终促使他们性早熟。

近年来有一些因家长监管或教育不到位，孩子主动或误服避孕药或性刺激药物等事件时有发生，这也导致了孩子过早性成熟。

如何预防乳房过早发育

作为家长应在日常生活中留意孩子的饮食起居，细心观察，倾听孩子的诉求，不要盲目地与别人家的孩子攀比而过早地给孩子摄入一些不必要的补品。对于孩子来讲，摄入满足正常的生长发育需要的营养就已经足够，成绩的好坏更多的是取决于孩子的学习习惯和学习技巧，孩子的智力发育水平差异并不明显。

此外，孩子食用的禽、畜肉类要从正规途径购买，保证食材新鲜，清洗要彻底。同时家长不要给女孩子过早地化妆，做好简单的护肤工作即可。

要收藏管理好家中成人所用药物，严防孩子因一时好奇偷偷服用，同时应对孩子做好自我保护教育工作，有些孩子受影视作品的影响，对于性问题出于好奇，而又羞于向家长询问，好奇心往往会驱使孩子小小年纪做出错误的决定。家长应做好正确引导孩子的工作，正确处理和异性朋友的关系。

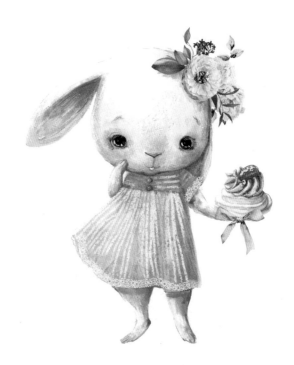

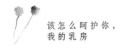

乳房发育不良怎么办

女性乳房良好的发育更加衬托女性凹凸有致的身材，不仅仅让女性穿衣漂亮，也给女性带来了自信，我们所说的窈窕淑女即是这个理。可是有的女孩左等右等乳房一直不发育，还有的女孩虽然乳房发育了，乳房却一直长不大，发育了好几年都保持着小小的样子，可真就是乳房不急，急坏了主人，到处寻医问药，寻找各种丰胸妙招。

我们知道在女孩 9 岁左右，随着卵巢功能的逐步成熟，月经初潮没有来临之前，乳腺胚芽已经开始在悄悄地发育了，直到性成熟期，乳房就会慢慢发育成正常的形态。

而乳房发育不良一般是指青春期后乳房还处于较小的状态，一般来说，单纯的乳房过小是正常的生理现象，它除了会影响女性的曲线美外，对自身的健康并无妨碍。

乳房发育不良或松弛下垂的原因有很多

先天因素有乳腺胚芽形成不全，导致乳房发育不全和缺如。

自身缺乏雌激素受体，导致乳腺对雌激素的刺激不敏感，或是雌激素分泌水平低下，导致乳房发育迟缓，或处于不发育的状态。

其他因素还有体质虚弱、精神抑郁、营养不良、多次生育、哺乳后或绝育术后导致下丘脑垂体功能异常、卵巢功能不全或早衰等。

如果乳房在发育过程中受到了外力的创伤或是烧烫伤也可能会引起女性乳房发育不良。

此外，内衣束缚太紧、文胸穿戴方式错误、不正确的坐姿、不良生活习惯、错误的按摩方式等也可引起乳房形态不良。

当然女性乳房的大小还受到种族、遗传的影响，有的种族的女性天生就拥有较大的乳房，这是由于遗传基因造成的，面对这样的人群只能默默地羡慕了，因为你不是输在起跑线而是输在基因上了。

有哪些办法治疗乳房发育不良

对于乳房发育不良的女性，在治疗时，首先必须找出原因。如果是疾病因素引起的，应当首先治疗疾病。建议到医院咨询专业的乳腺科医生，切勿听信一些民间偏方，贻误最佳治

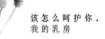
疗时机。若是单纯的发育不良，就要纠正生活中的不良习惯，购买内衣时要选择合适自己的尺码和舒适的材料，而且随着青春期乳房发育以及妊娠期前后，女性乳房的大小都会不断地发生变化，这时选购内衣时就要及时调整尺码。穿文胸的正确方法是穿上文胸后，让其自然搭落在肩膀，先把文胸反手扣好，然后调整肩带，身体前屈，用手将整个乳房及其周围的脂肪都塞进罩杯里，使之显得充实饱满，也可避免乳房脂肪外移。

很多女性朋友为了增加自信，选择各种丰胸的方法，但丰胸要权衡利弊。

针灸丰胸

有资料表明，采用针灸丰胸，女性的胸围和双侧乳房体积在治疗前后确实会有差异。针灸丰胸安全无不良反应，丰胸的同时还能调理体质，是目前公认的有一定疗效的丰胸方法之一。针灸的作用原理是针灸能刺激腺体，调节内分泌，促使脑垂体释放激素作用于卵巢，反馈性激活乳腺细胞，促进乳腺发育，同时促进胸部血液循环，增强乳房营养供应，达到丰胸之效。

中药丰胸

中药中熟地、枸杞、仙茅、肉苁蓉、丹参等能够促进血中雌孕激素分泌的增加，促进乳腺发育和预防乳腺萎缩，对乳腺还具有保护作用。中药内服丰胸，起效较慢，治疗时间长，因此，需持之以恒方可奏效。

激素丰胸

激素丰胸可以快速起效，但作用并不持久，停药后容易引起反弹。而且大量滥用雌激素有诸多隐患，可引起女性内分泌失调，出现月经紊乱，皮肤出现色素沉着、黑斑等不良反应，甚至会诱发胆结石、胚胎畸形、乳腺疾病等。如果将含有雌激素的药物涂抹于乳房，长期过量使用会有引发癌症的可能。

按摩丰胸

按摩丰胸通过摩、揉、捏、按、搓等手法，按摩乳房强健胸肌及结缔组织，加速乳房血液循环，提高乳房营养供给。然而，按摩丰胸起效慢，作用不甚明显，一般临床上只作为丰胸的辅助手段。

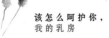
物理治疗仪丰胸

这种丰胸方法是依靠吸附原理或电磁波刺激进行丰胸，其对神经系统、内分泌系统、生殖系统等的影响甚微，因此，其远期疗效较差，只作为辅助方法。

食疗丰胸

食物可以辅助丰胸，可食用一些高脂肪食物，如肉、禽、豆类等，猪蹄含有丰富的胶原蛋白，有助于乳房丰满。但其实食疗效果并不是多明显，往往只是吃胖了自然乳房脂肪含量高，就显得有丰胸的效果而已。

运动丰胸

运动丰胸是通过锻炼胸大肌，使其发达壮实，有助于乳房健美的一种丰胸方法。可以选择的运动，如单双杠运动、游泳、俯卧撑、仰卧起坐等。

当然，要说让乳房丰满最立竿见影的方式还是隆乳术。

注射隆乳术

包括石蜡注射、液体硅胶注射、自体脂肪注射、聚丙烯酰胺水凝胶注射等。目前临床上已经很少用注射隆乳术了。

自体脂肪移植术

如游离真皮脂肪移植隆乳术，但是该隆乳术会引发一系列的并发症，如脂肪液化、局部硬块、脂肪坏死以及移植物的全部吸收，并发症的发生率达 50%，因此，慎重选择该隆乳术显得尤为重要。

局部皮瓣转移隆乳术

随着显微外科技术的成熟，该隆乳术被广泛应用，并发症少，但该手术方式操作复杂、创伤较大以及易造成供皮区产生瘢痕等因素难以被患者接受。

假体隆乳术

这种手术方法简单，创伤相对小，手术不满意时能够取出假体。对身体无多大害处，被整形医生青睐。

但隆乳术毕竟已经属于手术范畴，女性朋友在决定做隆乳术后就要承担一定的术后风险。

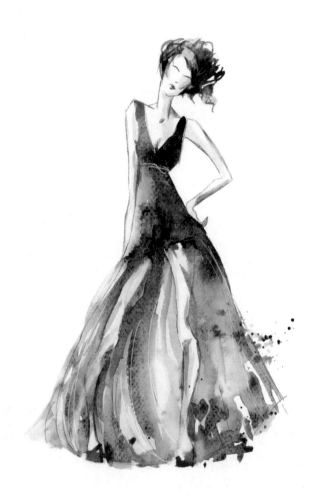

　　虽然爱美之心人皆有之，但是也不可为了美以损害自身的
健康为代价，女人重要的是保持自信，要知道你由内而外散发
的气质是任何医疗手段带不来的。

来自乳头的十种烦恼

　　一说到乳房疾病，女性朋友习惯地就会想到乳房是否对称、乳房是否有硬结、乳房是否触痛等，很容易忽略乳头的健康状态。如果把女性的乳房比作一幅作品的话，乳头和乳晕就是这幅作品的点睛之笔。想象一下，没有乳头、乳晕的乳房，就如没有完成的作品一样，令人遗憾。所以，乳头对于乳房的完整性起着举足轻重的作用，我们要了解乳头，并关注乳头可能出现的异常状态。

　　乳头大体上呈圆柱形，直径为 0.8～1.5cm，高出乳晕 1.5～2cm。正常乳头两侧对称，垂直乳房平面。颜色粉红色或棕色。大部分资料显示乳头一般有 20 个左右的乳管开口，真正能够在哺乳中发挥作用的有 6～8 根乳管。女性在哺乳前乳头较短小，哺乳后乳头宽度和高度增大，乳头、乳晕颜色加深，而在女性的一生中乳头会出现种种令人苦恼的时候。

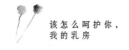
乳头瘙痒

很多女性在日常生活和工作中受到过乳头瘙痒的困扰，想伸手挠又觉得不雅，不挠又痒，无法安心工作和生活。在一项对 1080 名女职工的调查中发现，竟然有 87.9% 的人有"偶尔发作"的乳头瘙痒症状。很多人会在月经期出现这种症状，便怀疑是否和月经周期有关。其实乳头瘙痒与月经周期没有明显关联，这属于一种局限性瘙痒症。引起瘙痒的原因有很多，如因清洁用品使用不当或是皮肤干燥引起的湿疹，或是由于器质性病变如乳腺癌引起的乳头瘙痒。如果瘙痒不伴随其他症状，过一段时间就会自然消失，不需要做任何处理。但如果瘙痒严重并伴有皮疹、红肿等，需要尽快就医，做超声检查，排除乳房内有肿块或皮肤病变。

乳头疼痛

分为哺乳期乳头疼痛和非哺乳期乳头疼。

哺乳期乳头疼痛 不正确的哺乳姿势造成宝宝无效吸吮，这样易导致乳母乳头组织水肿，出现疼痛症状，此外，哺乳期乳头皲裂也会造成疼痛。

可通过纠正宝宝不正确吸吮姿势，或是使用蛋黄油治疗乳头皲裂，以修复乳头损伤，缓解疼痛。也有部分哺乳期女性乳头感染了白色念珠菌，引起乳头疼痛，这部分患者就需要到医院寻求专业的抗感染治疗。

非哺乳期乳头疼痛 常是由于乳头痉挛、口服药物或是乳头炎症引起。女性因乳房受凉或情绪等因素引起乳头雷诺现象，或是乳房在正常退化过程中，乳腺导管周围产生炎症，造成乳头的疼痛感。这种乳头疼痛就要针对不同的原因进行针对性的治疗。

乳头溢液

乳头溢液是乳房疾病症状之一，乳头在非哺乳的情况下，不会出现溢液。可是，当乳头的管道——乳腺导管内出现问题时，如当发生乳腺导管扩张、乳腺囊肿、乳腺增生、乳管内乳头状瘤时，就可出现乳头溢液。最可怕的是乳头出现血性溢液，这可能是乳腺癌的征兆，需要找医生进一步确诊，这里要注意的是乳腺癌乳头溢液也会出现清水样。总而言之，乳头出现溢液的情况不容小觑，应尽早到医院诊治。

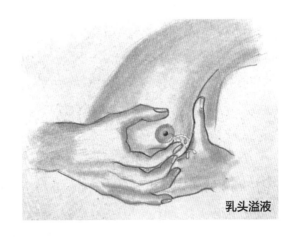

乳头溢液

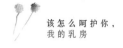
乳头内陷

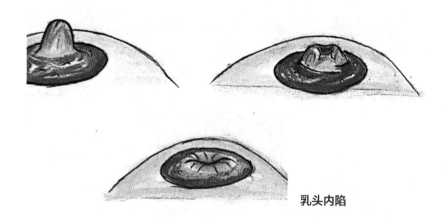

乳头内陷

乳头内陷分两种： 先天性乳头内陷与后天性乳头内陷。先天性乳头内陷主要表现乳头单侧或双侧埋没于乳晕之下，原因是乳头中胚层发育障碍而导致乳头下支撑组织缺乏，不能将乳头顶出，是先天发育不良。

后天性乳头内陷多见于肿瘤侵犯乳头周围韧带，或乳头下脓肿形成，造成组织挛缩，引起内陷，这种内陷是后来发病后形成的。患者在发病前，乳头位置、大小正常，发病后乳头出现异样，日常生活中要注意观察这种改变，如果乳头原本没有内陷，突然哪天发现内陷了，不要犹豫尽早到医院就诊。

对于排除疾病引起乳头内陷的女性，轻度乳头内陷且有哺乳需求的年轻女性，首选乳头牵引治疗，如果乳头内陷严重并反复发作乳头炎症时，可以选择乳头外翻整形术。

乳头皲裂

乳头皲裂是在母乳喂养过程中，非常常见的一种乳头炎症性疾病。新手妈妈比较常见，乳头皲裂后，疼痛难忍，处理不及时往往会导致乳腺炎的发生。治疗乳头皲裂的办法，除了纠正哺乳姿势外，还可以在乳头上涂抹一些蛋黄油、维生素 E 乳等治疗皲裂，减轻痛苦。哺乳期妈妈在采用有效治疗乳头皲裂的药物前，要确认所用药物对宝宝正常的哺乳或宝宝进食不产生影响。

乳头白点

哺乳期的宝妈在哺乳过程中，偶然发现乳头部位有白泡或白点，宝宝吸吮完乳头后，还在乳房上摸到质地较硬韧的团块，这主要是因为乳汁中含有的脂肪颗粒堵住乳腺导管的开口，成为乳栓。可用酒精棉签反复摩擦乳头白点，并用手反复轻柔地挤压乳头，可见白点或白泡内慢慢有乳栓挤出。乳管堵塞疏通后，可见大量的乳汁溢出，乳汁淤积的危机也就解除了。

乳头湿疹

这也是引起乳头瘙痒的原因之一。乳头如果反复出现糜烂、结痂情况，可以怀疑两类疾病，一类是乳头湿疹，一类是

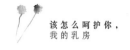

湿疹样癌。

　　一般哺乳期女性出现乳头、乳晕反复渗液，皮肤糜烂，给予皮疹用药能够愈合并且好转的，为乳头湿疹。若是表现为皮肤糜烂、结痂、瘙痒，且皮肤用药治疗无效，出现乳头内陷或乳头消失，需要病理检查进一步确诊，有可能是湿疹样癌，这是乳腺癌的一种特殊类型。

乳头结痂

　　有些女性乳头皮肤出现结痂和鳞状皮肤痂状物，这是因为乳头、乳晕部位皮肤与正常皮肤不同，需要周围的蒙哥马利腺（就是乳晕周围的小疙瘩）分泌油脂润滑乳头乳晕皮肤，保持乳头部位的皮肤湿润。如长期不清理，造成的污秽堆积，可以轻柔地用软布和棉签轻轻擦拭，清理污垢。另一种可能为疣状乳头，是一种良性病变，可导致乳头乳晕过度角化性增厚及色素沉着加重。目前用于皮肤病的治疗方法对该病没有确切治疗效果。

乳头赘生物

　　有人会发现，不知什么时候，乳头上长出来一个东西，开始小米粒样大小，后来越长越大，最后如桑葚般大小，悬挂于乳头上。不疼，没有任何不适，更有甚者，乳头赘生物带有长长的蒂从乳头垂下，抵达患者的大腿根部，有的乳头赘生物有鸭蛋大小，柔软，分瓣。有文献报道这些赘生物的病理类型有乳头状瘤、乳头状癌、巨大软纤维瘤、浅表性血管黏液瘤等。建议手术切除蒂的根部，并把赘生物送病理检查。

乳头再造

对于乳腺癌手术患者来说，乳房的缺如会给自身带来身体和心理上的负担，越来越多的女性患者为了追求完美，进行乳房的二期再造，也就是另外造一个乳房出来。可是，不管用自体组织还是假体，乳头和乳晕的缺失一直是整形外科领域较难完美解决的难题。

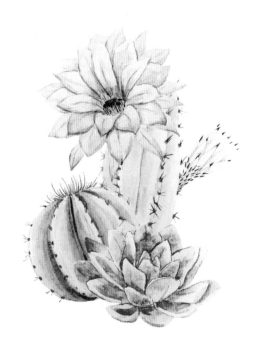

对于乳头再造，现行的有以下几种方法。

1. 对侧乳头移植，需要对侧的乳头足够大才好。

2. 小阴唇组织瓣游离，因供体部位的特殊性又给患者带来不便。

3. 耳垂复合组织瓣的移植，这种方式也不是很现实，耳垂本来就不大，如果因手术再移植走一些耳垂，影响整个面部的美感，得不偿失。

4. 局部皮瓣法，还是这个办法靠谱，可以用局部的皮肤做一个乳头，然后纹绣出乳头颜色。

5. 肋软骨乳头再造术。

小小的乳头里面藏着大大的学问。女性朋友们在纷扰复杂的生活中，不妨抽出一点闲散时光，只留给自己，照照镜子看看眼角的皱纹是不是多了些许，曾经从未关注的乳头是否因你的无视而有了"脾气"。

腋下的包袱
——副乳

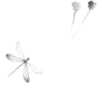

　　一到仲夏，女性朋友们就会换上各式美裙，衣袂飘飘地走近视野，绿树掩映下，斑驳的树影落在了裙摆上，也是一番独属于夏日的风景。可是，有一些女性朋友却不能随心所欲地穿着漂亮的吊带裙，因为双侧腋窝部位两坨赘肉，大煞风景。过大的副乳，不但是身体的"包袱"，也是心理的"包袱"！副乳到底是什么？会对身体健康产生影响吗？究竟是不是疾病，需不需要治疗呢？

先天性副乳与后天性副乳

　　副乳分为先天性副乳和后天性的副乳，即我们常说的"真副乳"和"假副乳"。

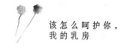
先天性副乳即真副乳

先天性副乳是女性常见的一种乳房发育畸形，在胚胎正常发育过程中，副乳又称"多余乳房"。在母体内，人类和动物一样，从腋下到腹股沟连线的位置，有 6～8 对乳房始脊，但是在出生时，只留下胸前第 4 对，青春期发育成乳房，其余的都要退化。

如果未退化成功，便会有副乳的出现，它常常为发育不全的乳房组织，或者皮肤色素加深，中央可有一点点皮肤增厚。在副乳中可见完整的乳体（乳头、乳晕、腺体），或是仅可见乳头，且形似正常的乳房。这种类型的副乳会随着月经的到来而出现发胀、疼痛感，也会随着妊娠而出现泌乳的现象，其发生率为 1%～6%。男女皆可发生，女性发生概率大于男性（比例为 5：1），常有遗传性。

后天性副乳即假副乳

这类副乳没有乳腺、乳头。多是因为后天内衣穿着不当、脂肪堆积等形成。尤其是肥胖身材的女性，手臂自然垂下后可见双侧腋下"赘肉"，这些明显的"包袱"，便是假性副乳，做彩超检查可发现全部都是脂肪组织组成。

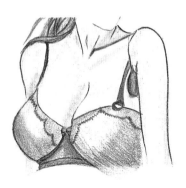

男性副乳

　　这里要强调的是副乳并不是女性的"专属定制"，很多男性朋友也有副乳的发生。

　　生活中因副乳的存在，带给人们的不仅仅是穿抹胸衣服的尴尬窘况，真性副乳因有乳腺组织还会发生乳腺增生的现象。副乳还会随着月经周期出现肿胀、触痛感，在妊娠期、哺乳期，真性副乳甚至还会出现泌乳，因其含有乳腺组织也可能会有乳腺癌的发生。

怎么发现副乳的存在

　　检查腋窝周围，或者是乳房附近有没有出现局部皮肤类似乳头隆起现象。如果发现肿物，而且在月经到来前伴有肿胀感加重的现象，需警惕为副乳。

　　还可到医院进行更为确诊检查，彩超检查可探及腺体样的回声。钼靶X线检查可见腋下腺体样的高密度影。一般以上

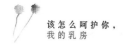
两种方法辨别副乳困难时,可以通过穿刺活检来确诊。

怎么摆脱副乳的困扰

日常生活中可以通过挑选合适的内衣、进行适量的运动或是采取手术等方法来预防及消除副乳。

假副乳 现在市面上已经有很多针对副乳问题的调整型内衣,依靠调整型内衣,将两侧腋下赘肉收纳到文胸侧翼,便可收到良好效果。有假副乳的女性可通过运动来消除副乳,如做哑铃运动、上举手操运动、瑜伽、跳绳等。

哑铃运动:首先上手臂紧贴身体侧边,双手紧握哑铃,下手臂尽量向上靠近,然后整个手臂在身体两侧张开,最后向中间靠拢,每天反复进行此动作20次。

上举手操运动:首先上身挺直,收腹夹臀,将拿着瑜伽球的双手往上抬,并绕到后颈部位。背脊挺直,将瑜伽球往后上方延伸,手臂打直,感觉上手臂在用力。来回重复此操8次左右。

真副乳 若是真副乳，而且存在以下三种情况建议手术治疗。

腋下副乳增大、下垂，严重影响美观，并且给自身造成心理压力。

副乳内的乳腺组织会随着体内的激素变化，出现周期性的胀痛，如疼痛难忍或心理压力过大时，也可手术切除。

真副乳内部含有正常的乳腺组织，在掐捏时发现肿物，应及时确诊是否为良性肿瘤或恶性肿瘤，一旦确诊，与乳腺肿瘤治疗方法相同，需要及时手术切除。

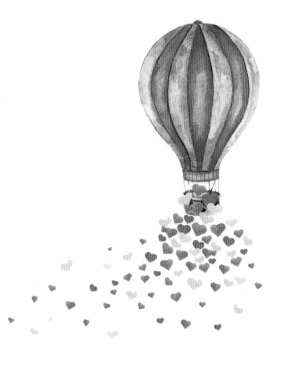

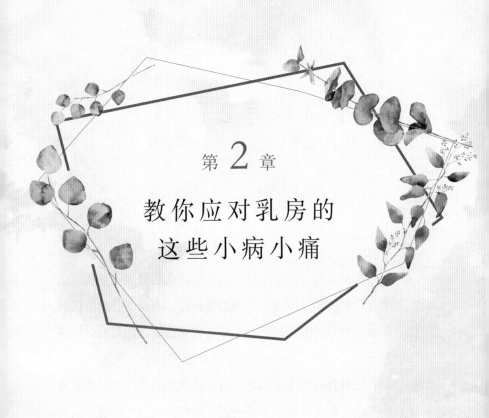

第 2 章

教你应对乳房的
这些小病小痛

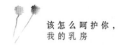

乳房胀痛是怎么回事

　　相信不少女性朋友在生活中都曾有过乳房胀痛的经历，常常发生在月经前期，因为其疼痛的规律性，有些女性朋友已经把它当成一种月经前期的信号，还有些女性朋友在遇到这种情况时总是提心吊胆，担心是不是乳腺癌的前兆。其实乳房胀痛，不一定是乳房发生了疾病，造成乳房胀痛的原因分为生理性和病理性，生理性胀痛大多不需要治疗，可自行缓解，而病理性胀痛就需要找到引起疼痛的原因，进行针对性的治疗。

生理性乳房胀痛

　　青春期乳房胀痛：青春期乳房发育先是乳头隆起，乳头下的乳房组织出现豌豆到蚕豆大的圆丘形硬结，此时乳房会有轻微胀痛。初潮后，随着乳房的发育成熟疼痛会自行消失。

　　经前期乳房胀痛：许多女性朋友月经来潮前有乳房胀

满、压痛感，这是由于经前体内雌激素水平增高、乳腺增生或乳房组织水肿引起，重者乳房受轻微震动或碰撞即可胀痛难受，一般月经来潮后可缓解。

孕期乳房胀痛：女性在怀孕后 40 天左右，体内的雌激素、孕激素分泌量增加，乳腺增生、乳房增大，为泌乳做准备，此时可产生乳房胀痛，重者可持续整个孕期。

产后乳房胀痛：产后 3～7 天常可出现双乳胀满、疼痛。这主要是由于乳腺淋巴潴留、静脉充盈、间质水肿及乳腺导管不畅所致。

人工流产后乳房胀痛：人工流产后，有些女性也会感到乳房胀痛，并可触及乳房肿块。这是因为妊娠突然中断，体内激素水平骤然下降，乳房不再受激素的影响而增大，这种激素分泌的骤然停止引起乳房疼痛。

病理性乳房胀痛

乳腺增生：乳房胀痛常是乳腺增生患者就诊的最初症状。其发病原因主要是内分泌激素失调，而乳腺组织对激素敏感，激素分泌失调就会导致乳房出现肿块、疼痛感。此外，乳腺增生的女性还有月经失调（月经延后、量少、色淡）、乳头溢液、情志改变（脾气变差、心烦易怒、精神紧张）等症状。因此，乳房胀痛并伴有其他相关症状要注意是否是乳腺增生导致，以免延误治疗。

乳腺炎：常见的急性乳腺炎多发生在哺乳期女性，尤其是

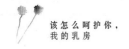
初产妇，多因哺乳期细菌感染所致，乳房局部会有红、肿、热、痛的典型表现。全身可出现畏寒、发热、倦怠、食欲不佳等症状。若形成乳腺脓肿，超声检查可见液性暗区，穿刺可抽出脓液。

乳房纤维囊性变：绝经前女性和正在接受绝经后激素治疗的女性多易发此病，可能因积液引起乳房肿胀、疼痛，属于乳房的良性病变。

乳腺癌：乳腺癌多发生在 40～60 岁的女性，绝经期前后的女性发病率较高。早期乳腺癌常是无痛性的，当出现疼痛表现时往往提示乳腺癌已为晚期。有研究显示，绝经后女性出现乳房疼痛并伴有乳腺腺体增厚者，乳腺癌检出率将增高。当然，肿瘤伴有炎症时也可以有乳房胀痛或压痛。晚期肿瘤若侵及神经或腋淋巴结肿大压迫或侵犯臂丛神经时可有肩部胀痛。

其他因素导致的乳房胀痛

药物：口服避孕药；绝经后使用雌激素和孕激素制剂；使用选择性血清素再摄取抑制剂；服用抗抑郁药；服用洋地黄制剂；服用一些利尿剂等。

外伤性因素：如乳房手术形成疤痕组织可导致乳房疼痛；撞击伤等。

不合适的文胸：乳房疼痛可能是穿着不适当的文胸造成的。有时候，文胸太紧或太松，导致乳房不能被正确支撑，缺乏适当的支撑会导致乳房疼痛。

乳房胀痛的严重程度和位置可能会有所不同。严重程度可以从轻微到严重，疼痛部位可能发生在乳房或腋下。导致乳房疼痛的原因以乳房生理性变化或乳房良性疾病为主，但绝经后的女性出现乳房胀痛应引起警惕。因为这个年龄的女性很少再出现周期性的生理性乳房胀痛，且该年龄组是乳腺癌好发阶段，故当乳房出现明显疼痛时一定要到医院就诊。

哪些乳房胀痛需要尽快诊治

一段时间胀痛后，胀痛并未减轻或者加剧；

出现乳头溢液，虽然溢液有很多种，但别管是哪种，提高警惕性就对了；

胀痛不因月经周期的变化而发生改变，如月经过后依然出现持续胀痛；

乳房出现感染症状，如局部出现发红、脓液；

乳房胀痛这件事说大不大，说小也不小，所以一旦乳房出现胀痛而且自身无法判定是否严重时，一定要及时去医院寻求医生的帮助。

日常如何预防乳房胀痛的发生

改变饮食习惯。限制咖啡因、高脂肪食物的摄入，提高谷类（全麦）、蔬菜及豆类等膳食纤维含量高的食物摄入量。

按摩乳房。在按摩乳房前先在乳房上涂抹按摩油或精

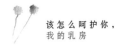
油，轻轻按摩乳房，沿着乳房表面旋转手指，旋转面约一个硬币大小的圆，两侧乳房交替按摩 20 次左右，力度以自己舒适为宜。

穿合适的文胸。舒适的文胸可固定乳房，防止乳房下垂，从而减轻乳房活动。

对乳房热敷。热毛巾的温度适宜，与乳房直接接触，一次热敷的时间在半个小时以上，有助于促进乳房血液循环和淋巴回流，减轻疼痛。

放松心态。尝试采用放松的方式来减轻压力，缓解焦虑和紧张的情绪，如进行适合女性修身养性的瑜伽锻炼，也可预防乳房疼痛。

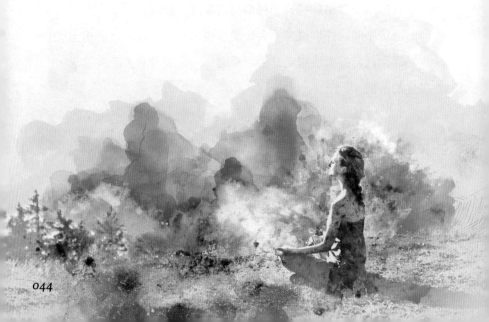

如何辨别**乳房肿块**

乳房肿块常被称为压垮乳房的"三座大山"之一（另两座是乳房疼痛和乳头溢液）。在女性青春期、妊娠期、哺乳期、绝经期，任何一个阶段乳房都有可能发生肿块。

然而，大部分乳房肿块以润物细无声的速度悄悄地长出来，不疼不痒，不耽误吃饭睡觉，不耽误学习和生活。有很多人偶然哪天触摸乳房，发现有圆圆小小的肿块，既不影响乳房美观，也不会产生任何的不适，以为它无关紧要，等什么时候有时间或是有心情再去医院就诊，发现它早已不是当初你发现的"小黄豆""小花生米"了，它已经变成硬硬的"大核桃""大鸡蛋"了。更让患者不能接受的是，它原来在乳房里触摸时还能活动，现在摸起来肿块边界不清，长在胸壁上一动不动，这时候医生给了这个肿块一个可怕的名字——乳腺癌。

还有一些人摸到乳房有肿块的第一反应就是癌肿物，她们经常会在洗澡或者穿脱文胸时发现，一下子就慌了神，先是

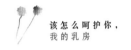

感叹一番红颜薄命，然后就开始到处寻医问药，生怕延误治疗，回天乏术。

其实并不是一发现乳房肿块就是癌症，乳房肿块也分良、恶性，了解一些简单的辨别方法还是有必要的。

哪些乳腺疾病出现的肿块为良性

→ 乳腺纤维腺瘤

易患人群：一般发生在 20～30 岁的年轻女性，大多在洗澡时无意中发现肿块。

肿块特点：肿块疼痛不明显、质地硬韧、生长缓慢、有明显的包膜、活动度好、边界清晰、形态规整。

→ 乳腺囊性增生症

易患人群：多为中年女性。

肿块特点：肿块质软、部分有波动感或无明显自觉症状。

→ 乳腺增生结节

易患人群：育龄期的任何年龄均可发病。

肿块特点：肿块一般会随着月经的周期性变化而出现规律性疼痛。一般多发，偶有单发。边界不清晰、活动度不大、形态不规整、按压可出现疼痛。

→ 乳腺脂肪瘤

易患人群：可发生于任何年龄，发病年龄以 30～50 岁的女性多见。

肿块特点：肿块生长缓慢，一般无特殊不适。乳腺脂肪瘤属于乳房脂肪层中的良性肿瘤，极少发生恶变，对于较小、生长缓慢的脂肪瘤可给予观察，但对于生长较快、体积较大，并明显压迫周围组织的脂肪瘤，应尽快去医院就诊，必要时手术处理。

→ 乳腺脂肪坏死

易患人群：大多为乳房退化后的老年患者，有外伤史。

肿块特点：肿块多较小，质硬，但较固定，局部皮肤变平。肿块呈球形结节，可位于任何区域，但以乳晕区较多，并较浅表，有压痛。

乳腺良性肿块总结有如下几个特征：生长缓慢、活动度好、质地硬韧、表面光滑、形态规整、与周围组织分界清楚、有部分或完整的包膜、不复发、不转移。

良性肿块的治疗根据情况的严重程度采取相应的治疗方法，一般不急于立刻手术。可观察肿块生长情况，如发现肿块近期增长迅速或肿块巨大，可手术解决。

哪些乳腺疾病出现的肿块为恶性

恶性肿块大部分发生在中老年女性，不过现在报道发病年龄有提前的趋势。在我国，乳房恶性肿块在 50 岁左右的女性中常见，其特征主要是无痛、质地坚硬、生长迅速、转移快、复发快。辅助检查可见肿块边界不清、呈螃蟹足样，有钙化点，丰富的血流信号等。有恶性肿块的乳腺疾病包括乳腺湿疹样癌、炎性乳腺癌、副乳腺癌、继发性乳腺癌等。

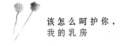
乳腺肿块自我检查方法

其实肿块的出现往往是在提示乳房出现问题，需要尽早判断良恶性，采取相应的治疗。那么居家该如何自检才能发现乳房肿块呢？下面教大家进行乳房自我检查的方法。

1. 面对镜子裸露上身，双手叉腰，看乳房形态是否对称，有没有乳头凹陷、抬高或降低，乳房皮肤表面有无隆起或酒窝等。

2. 将手指和手掌处在一个平面，去触摸对侧乳房，即左手摸右侧乳房，右手摸左侧乳房。不可用手掐捏，以免将正常乳腺组织误认为肿块。

3. 把乳房分为五个区域，即外上、外下、内上、内下、乳头乳晕区，以从外到内的顺序两侧乳房分别依次触摸、按压，检查有无肿块。

4. 腋窝是乳房检查不可遗漏的部分，用指腹触摸腋下，检查有无肿块。

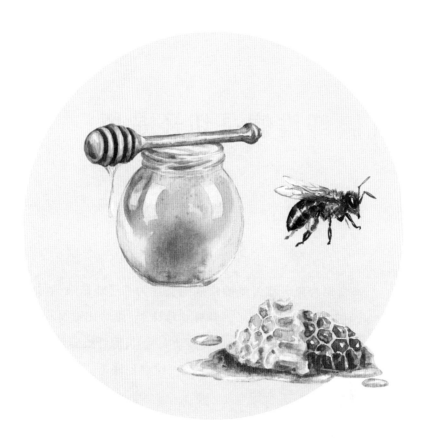

　　成年女性应每月检查一次，若发现肿块应增加检查频率，并时刻留意肿块是否有增大或活动度下降的情况，若伴有其他症状如乳头出现溢液、乳房疼痛等应尽快到医院进一步检查，确认病因，尽早治疗。

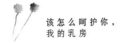
乳腺纤维瘤是切还是留

经常形容患乳腺纤维瘤疾病的女性为"河蚌姑娘"，因为在她们的乳房里孕育了一颗颗"珍珠"。虽然比喻得很美好，但乳腺纤维瘤并非如此"美丽动人"。乳腺纤维瘤是怎么回事，会癌变吗？如果诊断为乳腺纤维瘤到底是"切"还是"留"呢？

这些"珍珠"的真面目

其实这些"珍珠"实为乳房内肿块，无疼痛感，大小为1～3cm，呈圆形，或椭圆形，按之活动，生长缓慢，其生长活动与月经周期无关。彩超检查时可见乳房内低回声肿物，肿块边界清、形态规整、内部回声均匀、有包膜、无血流信号。乳腺钼靶 X 线检查可见圆形或卵圆形肿块，也可分叶，直径1～3cm，边界光滑，部分周围可有低密度晕环。乳腺病

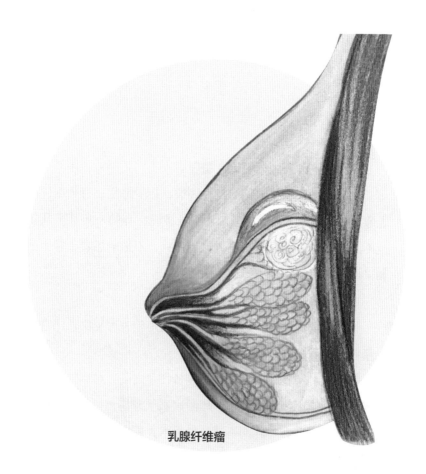

乳腺纤维瘤

灶粗针穿刺取活体组织检查，可明确乳腺纤维瘤的诊断。

乳腺纤维瘤为何爱找上年轻女性

　　年轻女性卵巢功能旺盛，雌激素水平过高，往往会发生雌激素调节失衡，再加上乳腺纤维瘤对雌激素敏感性高，在雌激素的长期刺激下，引起局部乳腺产生多米诺骨牌效应，发生过

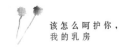
度增生，乳腺结构发生紊乱，形成良性肿块。这就是纤维瘤爱找上年轻女性的原因。

乳腺纤维瘤是"切"还是"留"

这样的乳腺纤维瘤可以"留"

乳腺纤维腺瘤是常见的良性肿瘤，极少恶变，有数据佐证乳腺纤维瘤恶变率不到1%，且生长缓慢，有的一年甚至几年也不怎么变化，不会引起患者其他症状，不影响患者正常生活和工作，可以密切观察，定期随诊。

这样的乳腺纤维瘤就要"切"

如果发现近期内肿瘤增大明显，超声检查可见突然出现的大量血流信号，切！不要犹豫。

如果患者有备孕的需求，在准备怀孕之前，可以选择切除乳腺纤维瘤，因为怀孕过程中雌激素水平升高，可导致肿瘤增大，并且妊娠期和哺乳期不适合做手术，所以备孕期切除，防患于未然。

若患者正处于青春期，此时乳腺纤维瘤可能生长过快，影响正常乳腺腺体，建议切除。

乳腺纤维瘤可以采用"美容切"

有些人担心切除乳腺纤维瘤会不会影响乳房美观，其实大可放心，现在会采用乳腺微创旋切手术，利用真空旋切辅助设备，在超声引导下，切口仅0.3cm，切完就可回家，恢复快，且切除干净，较少复发。

预防乳腺纤维瘤，你要做到这些

爱护乳房，坚持体检，每个月做一次自我检查，坚持一年进行一次体检筛查，及时、早期发现乳腺纤维瘤，避免病情进展较快。

保持良好的心态和健康的生活节奏，克服不良的饮食习惯和嗜好，比如禁食辛辣刺激食物，减少或者不熬夜，有规律地工作，劳逸结合，这些是预防乳腺纤维瘤发生的有效方法。较小的纤维瘤有一部分会自己消失，可以定期观察，不必过度紧张。

正确对待乳腺疾病，不可讳疾忌医。发现乳房有肿块后立即找乳腺专科医生检查，配合治疗。尽管乳腺纤维瘤是良性肿瘤，但也有恶变的可能，特别是妊娠期和哺乳期的患者、年龄偏大且病程较长的患者以及伴有乳腺增生或多次复发者，应提高警惕，及时就诊，防止病情恶化。

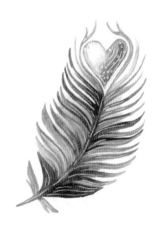

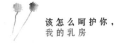

乳房里的水泡
—— 囊肿

相信很多女性看到自己的超声检查单显示有乳腺囊肿时而感到疑惑。而且常听人说乳腺囊性增生是比较危险的一种增生，就更加心神不宁。这种疾病到底是什么病？需不需要做手术，吃药能治疗吗？

乳腺囊肿究竟是怎么来的

乳腺囊肿是最常见的乳房内的异常改变，7%～10% 的女性都会出现的症状。有专家称之为"蓝顶囊肿"，因为医生常在乳房手术中看到囊肿内蓝色的泡泡。

大部分的乳腺囊肿是乳房正常发育和退化中的失常表现。就像大海的潮汐一样，月经前乳腺出现涨潮，小叶里的腺泡和导管增多。月经后，像退潮，原来增多的腺泡和导管都会退回到正常状况。一旦这个所谓的"涨潮退潮"机制出现失常，就会形成囊肿。

目前导致这种失常的确切原因还不明确，但是有间接的证据证实是雌激素过高引起。绝经前的女性，由于过高的雌激素使乳房内的腺泡一直维持在扩张状态，导致乳腺囊肿的发生。也有研究证明，患有乳腺囊肿的女性中，其体内的催乳素升高。

平时我们自己看不到乳腺囊肿，也没有任何感觉。乳房内大一些的囊肿，其张力比较大，多数患者自己在进行乳房自检时可以摸到，而一些散在的小囊肿，很难摸到，需要借助彩色超声发现。有的患者因囊肿突然增大或破裂感到疼痛不适，而察觉出乳房异样，但疼痛的同时可伴随着囊肿的消失。

乳腺囊肿会不会成为乳腺癌

很多女性最想要了解的是乳腺囊肿能不能成为乳腺癌。其实乳腺囊肿本身并不是癌前病变，对于那些小的乳腺囊肿不需要切除，但需要时刻监测双侧乳房，一旦发现异样，应及时寻求治疗。

而乳腺大囊肿内会储存一些液体，这些液体会从清亮变为浑浊，液体颜色或是褐色或是黑色，脓肿内液体性质的改变与乳腺癌的发病率有确定的关系。

若是有些囊肿产生血性液体，这时就需要进行细胞学检查、超声检查，可能提示发生良性或低度恶性的囊内乳头状瘤。

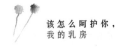

乳腺囊肿的易患人群有何特点

在一项 2511 人的调查中，78% 的患者年龄为 35～50 岁，小于 30 岁的患者只占 2.3%。一些非常少见的老年女性患者，出现血性囊内液体时，需要随时检查。此外，用激素替代治疗更年期的女性，其患乳腺囊肿的可能性增大。

如何解决乳腺囊肿

可耐心等待，等它自然消失 在一项 5 年的随访中，有 60% 的乳腺囊肿患者一年内乳腺囊肿消失，80% 的乳腺囊肿患者在没有治疗的情况下 4 年内消失。但要知道仍有 12% 的患者出现囊肿体积增大，所以并不是所有的等待都是值得的，在等待的过程中除了要随时监测囊肿的变化外，若是出现任何不适症状尽早及时就医。

抽吸术 该手术不需要麻醉，目前大多数囊肿治疗就是在超声引导下行抽吸术。如果囊内的液体不是血性的，直接丢弃。如果囊内是血性液体，应该将其送化验，进行细胞学检查，明确是否有肿瘤的可能。对于积乳囊肿，一次或多次的穿刺抽吸也非常有效。

少数的囊肿在进行抽吸术后，依然会再次充满液体，需进行反复冲洗，通常经过两三次抽吸后，囊肿极少再次填充液体。

激素治疗　有时也会采用激素治疗，但激素治疗不能作为常规的基础治疗方法。对于存在疼痛或反复复发的囊肿，可以用一些激素治疗。

一般不建议因乳腺囊肿做乳房切除或全腺体切除手术，这种手术方式对于治疗该病远不是最佳的选择。虽然囊肿可以增加癌变风险，但本身不是癌前期病变，通过手术这种"以绝后患"的治疗方式，其对远期心理产生的创伤要远远大于对身体的创伤。

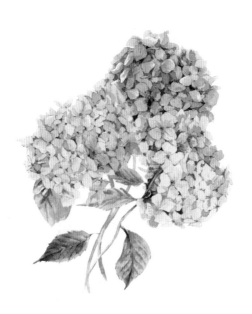

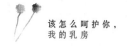
乳腺增生是怎么回事

　　乳腺增生是女性经常会被检查出来的一种疾病，这种疾病在发生的时候会给女性生活中带来很大的不便，乳房会产生疼痛感，影响情绪。在发生乳腺增生的时候应该怎么办？哪些方法是可以缓解乳腺增生？单纯的乳腺增生需不需要治疗？

其实乳腺增生还不是一种疾病

　　乳腺增生在医学上的定义是指，乳腺的上皮、间质的增生或者复旧不全所导致的非炎症性和非肿瘤性的疾病。乳腺增生的诊断尚缺乏统一的标准，有些情况下，在进行超声检查或者是钼靶 X 线检查后没有发现乳房有任何异常，有些医生也会诊断其为乳腺增生，其实不一定是很准确的诊断。更直接点讲乳腺增生就是"正常"和"疾病"之间隔着一条连接带——"失常"，我们所称的"乳腺增生症"只是失常而已，不是疾病！

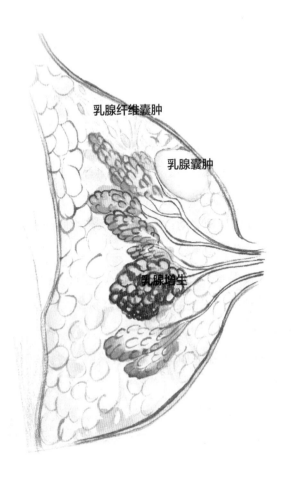

导致乳腺增生的常见原因

乳腺增生的发病原因还不明确，目前，很多人认为乳腺增生与内分泌失调、不良情绪因素、不良行为因素以及不良饮食因素等有关。

内分泌失调。黄体素分泌减少、雌激素分泌相对增多是乳

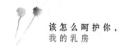
腺增生发病的重要原因。常见的疾病如卵巢发育不全、月经不调、甲状腺疾病等。

不良情绪因素。精神高度紧张、情绪易激动、压力大、焦虑、抑郁等不良精神因素容易导致乳腺增生。

不良行为因素。长期穿戴不合适的文胸或束胸衣对乳房过度挤压；饮酒、吸烟、高龄不生育或生育后不哺乳、性生活不和谐、频繁人工流产等，引起内分泌失调，造成乳腺不能有正常的、周期性的生理活动；经常熬夜，睡眠时间不足、质量不佳等也会造成乳腺增生。

不良饮食因素。摄入高脂肪、高能量的食物，摄入含雌激素较多的食物或保健品，这些也容易使女性出现内分泌失调，导致乳腺增生。

这些不良因素还会加重已有的乳腺增生症状。

乳腺增生有哪些表现

→ 乳房疼痛

乳房疼痛是非常常见的乳腺增生症状之一，患者往往因乳房疼痛前去就医。通常会出现单侧或双侧的乳房疼痛反应，一旦触摸之后疼痛的感觉会更加剧烈。一般疼痛的持续时间不会特别长。

→ 乳房肿块

如果出现了乳腺增生，患者的乳房通常触摸时会感觉出有肿块，肿块会出现在一侧乳房或两侧乳房，肿块与周围组织界限清晰，可移动。肿块也会随着女性的生理周期而发生变化，在经期前，肿块会明显变大，数量增多，但经期后肿块会逐渐缩小，质地逐渐变得柔软。

当出现这些情况，就要提高警惕

乳房疼痛和肿块没有随着月经周期而发生变化，发生持续性的疼痛，肿块越来越大、质地变得坚硬。

有乳腺癌家族史，这些患者要密切观察乳腺的情况，如果活检发现非典型增生，可考虑手术切除病灶。

生育年龄在 35 岁以后或从未生育，或生育后不哺乳，这些女性在发生重度乳腺增生时，都可能增高乳腺癌的发生率。

日常生活中如何预防乳腺增生

首先，预防乳腺增生最重要的是有个好心情，少生气。气大伤身，这句话不无道理。在日常生活中应学会自己缓解压力，随时调整自己的不良情绪，感觉压抑的时候，可以给自己放个假，来一场说走就走的旅行，看看沿途美妙的风景，心情好了，疾病也就不来找了。

其次，要保证有足够的睡眠时间，《2018 年中国睡眠指数》报告显示，75% 的"90 后"在晚上 11 点以后入睡，33% 则在凌晨一点后入睡。都知道应该早点睡，可偏偏就是做不到，这也是乳腺增生发病为什么会有年轻化的趋势。充足的

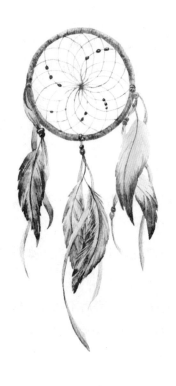

睡眠不仅能保证一天充足的精力，同时也能提高疾病的抵抗力，调节内分泌，降低乳腺增生的发生。

再么，女性朋友应减少服用避孕药避孕，可以采取其他的安全避孕措施，更不要多次做人流手术，过多的人流手术除对子宫产生损伤，导致不孕外，还会破坏激素调节的平衡，提高乳腺增生的发生率。同时也要尽量少食用或不食用含有激素的保健品。

有乳腺癌家族史或者接触高致癌风险因素的女性朋友，应定期做乳腺筛查，发现乳腺增生性问题应定期（6～12个月）复查，若是出现症状改变如持续疼痛或肿块增大等随时就诊。在临床上常用到的辅助检查有 B 超检查和钼靶 X 线检查。由于亚洲女性的乳房一般密度较高，B 超的分辨力较好，而且是无创伤检查，所以 B 超是首选的辅助检查方法。钼靶 X 线检查能发现 B 超不能看见的微小钙化等病变，一般用于 40 岁以上的女性，可一年进行一次。

乳头怎么"流水"了

乳头"流水"在医学上称为乳头溢液。女性乳头正常的生理功能是在哺乳期乳头会流出乳汁,然而有一部分女性不在哺乳期,乳头却流出来牙膏样、乳汁样、清水样等不同性状的液体,溢液颜色也有多种,如黄绿色、淡黄色、红褐色甚至血色等。乳头的这种溢液现象有时只是一种正常的生理反应,然而更多的时候都会预示着某一种疾病,这就需要女性朋友重视乳头溢液的情况,一旦出现应及时到医院诊治。

为什么会有溢液的发生

女性的乳房由乳腺小叶组成,它就像一颗平躺着的小树,树叶就好比是分泌乳汁的腺泡,树枝是运送乳汁的导管,这些树枝运送的汁液汇集到大树干即大导管处,大导管开口于乳头处。哺乳的时候,腺泡(树叶)分泌的乳汁顺着一级

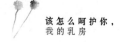
级的输乳管道（树枝），到达乳晕的大导管（树干），在乳头的开口处，喷射而出。当输送乳汁的管道出现故障，如输乳管道发生炎症或管壁长一些颗粒状的"小瘤子"，这些炎症部位或者说"小瘤子"破溃出血，乳头就会流出不正常颜色的液体。

溢液都有哪些

乳汁样溢液 呈稀薄乳汁样，非哺乳期女性出现乳汁样溢液，可见于闭经泌乳综合征、高泌乳素血症或脑垂体微腺瘤，如果性激素检查正常，则不用处理，以预防感染为主，并定期随访，不建议挤压揉捏，防止对乳腺导管产生二次损伤。

清水样溢液 呈清水样，在育龄期女性中经常可见，单个或多个乳腺导管流出少量的清水，无色、无味。美国有研究表明该种类型的溢液有 50% 的可能意味着是癌变，应积极关注，定期检查。

血水样溢液 呈红色或红褐色，多见于乳腺导管内乳头状瘤或乳腺癌，有时也可见于乳腺导管扩张症或乳腺增生。出现血水样溢液需要进行积极的处理，必要时进行手术治疗。

牙膏样溢液 乳头有时能挤出牙膏样的白色物体，这是乳腺导管扩张症的特征性表现。

黄绿色溢液 呈黄绿色、浓稠状。一般这种颜色的溢液大多伴有恶臭，并且较黏稠，多见于炎性病变或乳腺导管扩张症。

淡黄色溢液 呈黄色透明，如茶水样，可见于乳腺囊性增生症、乳腺导管扩张症、乳腺导管内乳头状瘤病。

红褐色溢液 多为氧化的血性液体，可见于乳腺导管内乳头状瘤、乳管内乳头状癌。

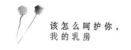

假性乳头溢液和真性乳头溢液处理有何不同

乳头溢液首先分清是真性溢液和假性溢液，假性溢液一般为生理性，或因为服用某些药物所致，不需要处理，停止生理性干扰因素或停药后观察是否还有溢液的发生。真性溢液需要寻找溢液根源，经过一系列的检查，根据溢液的性质、细胞学检查、乳腺导管造影检查所见，判断出溢液是否为肿瘤所致。若是肿瘤性溢液，则常为导管内乳头状瘤或导管内乳头状癌所致。前者行局部区段切除，后者应行乳腺癌根治术。如是非肿瘤性溢液，常为乳腺导管扩张症、乳腺囊性增生症引起，可行药物治疗或手术治疗。

除了乳头溢液，还会有哪些症状

出现溢液时，按压乳房可触摸到肿块，如果并发急性感染，可能出现红、肿、热、痛，需要到正规的医院乳腺专科就诊，查清原因，积极处理症状。如果还伴有头痛、月经不调，就要去妇科检查是否是多囊卵巢，或是去神经科看看是否患有垂体瘤。

发现乳头溢液应该怎么办

除去哺乳期，正常生理情况下乳头是不会有溢液出现的，察觉出现溢液最明显的表现就是衣服出现浸染的情况，这时要给予充分的重视。

要仔细观察溢液的情况： 出现在哪侧乳房，乳头上有几个乳腺孔有液体流出，同时观察液体的性状是稀薄还是黏稠，溢液的颜色是黄色还是红色，是否需要挤压才出溢液，溢液量的多少，这些在就诊时陈述给医生，都有助于医生作出判断。

引起乳头溢液的原因有很多，并不都是乳腺癌的症状，很多的疾病都会出现溢液，如果出现了乳头溢液，无论是何种方式、何种状况的溢液，都应该引起重视，及早到医院寻求专科医生的治疗。要特别强调的是如果男性发生乳头溢液，则乳房恶性肿瘤的可能较大，更不可轻视。

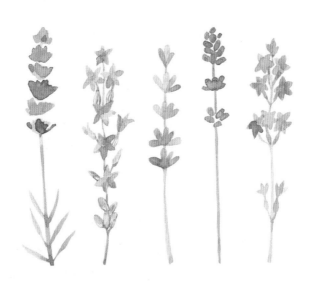

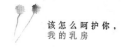

乳头内陷解忧看这里

有人说,女孩子乳头内陷,是因为小的时候,家里的老人家没有挤过。此时你一定要感谢长辈的不挤之恩。如果挤过乳头并发感染,那就不是乳头内陷的问题了,而是连乳房都没有了。婴儿皮肤娇嫩,用力挤,易损伤皮肤感染化脓。这样乳房内的小小胚芽,就会破坏,今后就长不出乳房来了。

先天性乳头内陷和后天性乳头内陷

女孩子先天性乳头内陷真正的原因是在胚胎发育过程中,中胚层发育障碍,这种发育障碍表现在女孩青春期,乳房正在发育时,乳头下乳腺导管发育不良,同时也出现乳头周围平滑肌和纤维组织缩短,不能将乳头顶出,这样的女孩占1%左右。还有一部分女性是后天性乳头内陷,多是因文胸或束胸衣穿戴不当,造成乳头压迫。当然也会出现病理性的乳头内陷，如炎症、肿瘤等疾病，使乳房的导管、韧带、筋膜收缩所致。

乳头内陷可以放任不管吗

因乳头隐藏于乳晕下，低于皮肤，容易藏污纳垢，乳头乳晕区腺体分泌一些油脂，这时候就会堵塞乳管开口及周围腺体开口，为细菌繁殖提供了得天独厚的条件。当身体抵抗能力弱时，细菌、病毒乘虚而入感染到乳房内，造成乳腺炎，形成脓肿。

乳头内陷不仅可以引起乳腺炎，还可以造成乳管炎症，大量的分泌物无法排出，堆积在乳管内，形成粉刺性乳腺炎或乳管周围炎，反复发炎破溃，不易治愈，只有通过手术将乳头内陷外翻，并切除病变乳管，才能治愈。

更有甚者，乳头内陷还有可能是肿瘤的表现，如在某一时间突然发现乳头回缩到乳晕内，并无法挤出或拔出时，这是乳房内病变侵犯了韧带，将乳头牵拉进去的缘故。所以出现乳头内陷万不可忽视，一旦发现还是尽早纠正，或是去医院寻求专业的指导。

乳头内陷究竟该怎么恢复正常

很多女性朋友总觉得乳头内陷是一件尴尬的事情，往往碍于面子，不去医院，而是自己时常用手拽拽，试图徒手纠正过

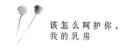
来，这样的做法并不完全正确。乳头内陷分为三度，一度、二度不需要手术，而三度乳头内陷是需要手术才能纠正过来。当然，也有的专家把乳头内陷为轻度、中度、重度，其实是同样的道理。

一度乳头内陷：乳头部分内陷，乳头颈还在，能轻而易举地把乳头拉出来，和正常乳头相同。

二度乳头内陷：乳头完全陷在乳晕里，用手可挤出，没有乳头颈，比正常乳头小。

三度乳头内陷：乳头完全深陷于乳晕下，无法挤出内陷的乳头。

除了治疗引起乳头内陷的疾病外，同时可以采取以下办法来纠正乳头内陷。

一部分轻度（一度）乳头内陷通过非手术的方法得以纠正，比如手法牵引，类似宝宝吸吮的动作，需要长期的坚持，才能达到理想的效果。

中度（二度）乳头内陷可以通过乳头纠正器、吸奶器、器械的持续牵引以及注射器抽吸等方法，也需要长时间坚持，而且对于远期疗效还需要进一步观察。

对于重度（三度）乳头内陷，如果影响美观或反复有乳头感染，可以采取手术方法解决，如支架法乳头内陷矫正术、切开法乳头内陷矫正术等。

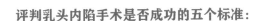

评判乳头内陷手术是否成功的五个标准：

· 伤口愈合良好，不留瘢痕。

· 乳头大小、高度自然，符合乳头的特性。

· 不损伤乳头的血管和神经，乳头感觉正常。

· 乳头无回缩和内陷复发。

· 高度保留乳头的哺乳功能。

　　但这里要强调的是乳头严重内陷的女性若有生育需求，要等生完宝宝后，再进行手术治疗。大部分纠正乳头内陷的手术，对乳腺导管有一定程度的破坏，乳汁无法通过管道流出，造成哺乳障碍。因乳头内陷无法完成正常哺乳的产妇，可以在哺乳期利用乳盾或吸奶器，让宝宝吃上母乳。

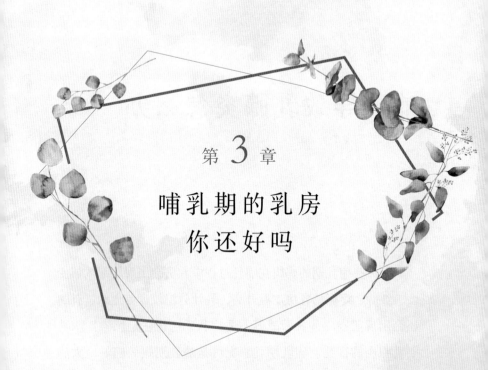

第 3 章

哺乳期的乳房
你还好吗

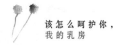
哺乳导致乳腺炎怎么办

有一些哺乳期的妈妈在哺乳过程中乳房会出现局部区域变硬、红肿、疼痛，乳房皮温升高，乳汁分泌较少等症状，有的还会出现肌肉疼痛、寒战等不适症状，这往往是感染性哺乳期乳腺炎的征兆。哺乳期乳腺炎可是哺乳期妈妈们的一大隐患，要提早对这种疾病有所防范，以免影响正常的哺乳。

为什么会患哺乳期乳腺炎

乳汁淤积是引起乳腺炎的主要原因！大多数妈妈们总觉得自己的乳汁少，宝宝吃不饱，便会想尽一切办法催奶，造成宝宝吃不完，乳汁淤积在乳房内，乳房出现局部肿胀、疼痛，产生硬结，这时候，还不会出现皮肤温度升高的情况。随着时间的推移，乳头上的细菌顺着乳管到达乳汁内，开始出现感染性哺乳期乳腺炎症状，哺乳期产妇出现发热、寒战、局部皮肤的

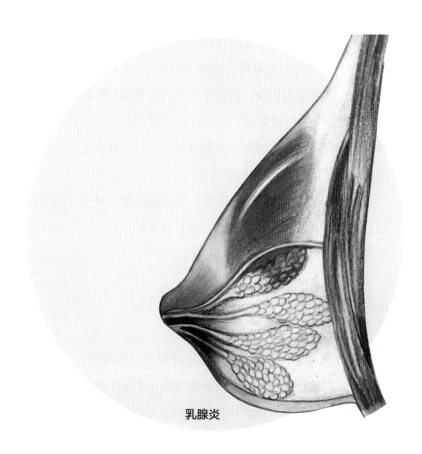

乳腺炎

改变。从非感染性乳腺炎到感染性乳腺炎，越来越严重，最后成为化脓性乳腺炎。此外，哺乳期乳腺炎还与哺乳期间乳头脱皮或乳头处皮肤开裂未及时处理、乳房长时间承受压力（如穿紧身文胸）、哺乳期妈妈压力过大或过度疲劳引起乳房排乳不畅有关。

哺乳期乳腺炎该如何治疗

对于早期的哺乳期乳腺炎主要以减轻乳房疼痛和肿胀为

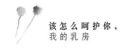
主。通过按摩通乳的方法尽快促进乳汁通畅排出。

感染性哺乳期乳腺炎持续性症状超过 12 小时，并伴有发热症状，要及时到医院，由医生开具抗生素控制感染症状。

有数据指出，及时排空乳房可将良好预后率提高至 50%，并显著缩短症状持续时间；在乳房排空过程中联合抗生素治疗可将良好预后率提高到 96%。

如果在 48～72 小时内症状未见任何改善，应进行相关检查以确定是否存在潜在的脓肿，若存在脓肿，治疗重点为排脓引流、促进愈合。

如何预防哺乳期乳腺炎的发生

不过早催乳 宝宝刚出生时的食量其实很小，不必催乳，正常的乳汁分泌量已经足够满足刚出生不久的宝宝。

正确哺乳方法 哺乳应在相对安静的环境中进行。哺乳时宝妈采取舒适坐位，哺乳一侧脚稍垫高；让婴儿头枕妈妈的臂弯，全身侧向乳房位置，宝宝的头略高，脚稍低，嘴正对乳头。在婴儿张口时，母亲要适时将乳头送入宝宝的嘴里，注意将乳头四周深色的乳晕一起塞进宝宝的口中。这样，婴儿闭嘴吸吮时，正好压迫乳晕下盛满乳汁的小囊，将乳汁喷射到婴儿口中。

在哺乳时，可让宝宝先吸吮乳汁淤积的一侧乳房。哺完两侧乳房，婴儿停止吸吮时，轻轻用食指按压婴儿紧闭的下唇，使空气进入口腔，消除宝宝口腔负压，再轻柔地将乳头从宝宝口中移出，避免在强负压情况下强行将乳头拉出，使乳头破损。

正确手法排乳　正常情况下，乳汁分泌的多少是根据婴儿的吸吮次数决定的。乳汁在乳房储存得很少，乳汁会因宝宝的吸吮刺激随时分泌。当宝宝吃不完时，可以模仿宝宝吸吮的方式，轻轻按压乳晕周围，乳汁自然会喷射而出。有乳汁溢出继续挤一会儿，没乳汁溢出就

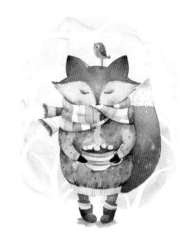

用冷毛巾进行冷敷，敷上 4 次或 5 次。或是采用吸奶器把残留的奶水吸干，要注意的是不需要完全排空乳汁。

保持乳房清洁卫生　被乳汁浸湿的内衣要经常更换，同时保持乳房清洁，在哺乳前，用清水仔细清洁乳房，尤其是乳头及乳晕部位。

患有哺乳期乳腺炎该不该断乳

首先，妈妈的乳汁里含有宝宝抵御疾病所需的抗体，可增强宝宝的抵抗力，一旦断乳，宝宝容易生病。其次，虽然妈妈因乳腺炎会出现发热症状，但乳汁不会因此变质，只要妈妈的自身情况允许，就可以正常哺乳。有的妈妈担心宝宝吃到脓液，不用怕，极少数的脓液会在乳晕区的大导管内，而且很多时候都是一侧乳房发生乳腺炎，另外一侧的乳房还是健康的，可以用健康的一侧乳房进行母乳喂养。

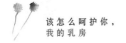
哺乳之殇
——乳头皲裂

很多哺乳期的妈妈会发现在哺乳过程中，乳头皮肤发生皲裂，往往疼痛难忍，但又因在哺乳期很少用药治疗，不得不忍着疼痛坚持哺乳。乳头皲裂究竟是怎么导致的，有办法避免吗？

乳头皲裂是指乳头、乳晕部位的皮肤发生不同程度的裂口，主要表现为乳头表面有大小不等的裂口或溃疡，部分皮肤糜烂，少数伴有分泌物，均伴有不同程度的疼痛，或可见结痂，影响哺乳，如果处理不当极易引起急性乳腺炎。

乳头皲裂是降低6个月内婴儿纯母乳喂养率的常见原因，产后哺乳期女性乳头皲裂早期发病率为40%～50%，有些地区发病率高达96%，有80%～95%患有乳头皲裂的哺乳期妈妈会有一定程度的疼痛，26%哺乳期妈妈会出现剧烈疼痛，尤其是初产妇，乳头皲裂可导致母乳分泌减少。

导致乳头皲裂的原因有哪些

乳头发生皲裂多是因为乳头部位的皮肤出现问题，乳头皮肤完整性被破坏，丧失正常的分泌功能，皮肤角质层不再柔软、润泽，易发生干裂，常多发生在哺乳期女性。

频繁长时间哺乳　有些宝妈总觉得孩子摄入的乳汁不够，让宝宝长时间吸吮，甚至让宝宝含乳头睡觉。

强行停止喂奶　因宝宝哭闹或暂停哺乳时，妈妈强行将乳头在婴儿口中拔出，对乳头处皮肤往往会造成划伤。

产妇乳头畸形　有的产妇乳头过大或过小、扁平、内陷，宝宝无法含接乳头，往往会用力咬，难免对乳头造成损伤。

婴儿舌系带过短　舌系过短的婴儿会不易含住乳头，或咬住乳头，这样会导致婴儿反复牵扯乳头。

新生儿体重过大　体重大、食量过多的婴儿，吸吮力量大，容易造成乳头皲裂和损伤。

乳头皲裂的分度

轻度　皮肤干燥、有较浅的裂纹，仅达表皮，伴有轻微疼痛。

中度　皮肤干燥，可见轻度红肿，并有小水疱、溃疡及裂纹，裂纹深入真皮。

重度　皮肤干燥，可见红肿、水疱等，乳头可见溃疡面伴脓性分泌物，出现明显较深裂口，深入真皮及皮下组织，可伴

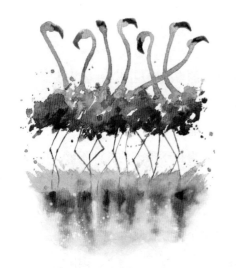

有出血。

乳头皲裂有哪些治疗方法

有不少产妇乳头出现了严重的乳头皲裂，才去治疗。药物治疗在保证有效的同时还要兼顾对宝宝的健康不产生影响。

针对乳头皲裂，目前有确切疗效的治疗方法包括：

高纯度羊脂膏，孕妇产后可涂抹在乳头乳晕处，可以降低乳头皲裂的发生率。

高纯度维生素 E 乳，可滋养深层肌肤，改善皮肤干燥，防止皮肤皲裂、脱皮等，可减少乳头疼痛，促进伤口愈合。

加味玉屏风散，孕期到产后 7 天涂抹乳头乳晕，可以降低乳头皲裂的发生率。

蛋黄油，可外涂在患处，对治疗乳头皲裂效果不错。

复方紫草油，在乳头皲裂后涂抹，解毒散结汤联合双黄油外敷，此两种方法均副作用小，效果满意。

乳头皲裂该如何预防

备孕期 进行乳房检查，对扁平乳头、内陷乳头应积极给予纠正。

孕期 及时处理乳头表面结痂，怀孕后期（38 周后）准妈妈应学会用手指适度摩擦乳头皮肤，增加乳头皮肤对摩擦的耐受性，减轻宝宝含接时对乳头造成的疼痛。若乳头出现干裂症状，可选用蛋黄油涂抹乳头，保持皮肤湿润，增加乳头皮肤弹性。

哺乳期 宝妈应学会正确的哺乳姿势，纠正婴儿错误的含乳方式，若因不小心乳头被宝宝乳牙划伤，应及时处理。

预防乳头皲裂，简而言之要记住：
乳头结痂温水清洗，乳头内陷温柔牵引。
手法轻柔不去刺激，正确含奶抱对体位。
长期吸吮临床干预，母乳不足及时添喂。
哺乳手势剪刀不对，拔出乳头不拉轻推。
总之，乳头皲裂，预防重于治疗。

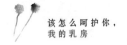

哺乳后如何预防乳房下垂

　　人类的泌乳过程是通过婴儿强有力的吸吮，刺激乳头上的特殊神经传感器，这些信息会发送到大脑的脑垂体，然后分泌出泌乳素，刺激乳腺分泌出更多的乳汁，再通过乳汁管横纹肌的作用让管道内的乳汁喷出。泌乳过程中，乳房的血流量会增加，可以看到乳房表面的血管膨出、隆起。这便是养育后代的一个奇妙过程。

　　然而，有些女性总是担心产后身材走形，更担心哺乳后容易乳房下垂，这些纠结和疑问让无数女性犹豫不决，在生与不生孩子，母乳喂养或不喂养之间徘徊不定。

哺乳对体型的影响是真的吗

　　正常妊娠期间，孕妇身体的脂肪量增加 1 ~ 4kg，乳房的体积也相应增大。随着正常哺乳的进行，将会消耗掉怀孕期间

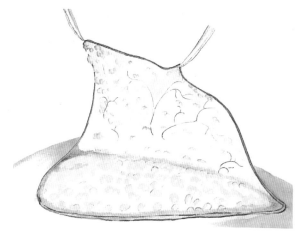

皮下脂肪

储存的脂肪，产妇的身材和乳房可以恢复到原来状态。而且在哺乳期间体内能够分泌催乳素，催乳素能够增加乳房的弹性，使乳房看起来更加挺拔秀美，所以新手妈妈用不着担心哺乳导致乳房变形，影响"事业线"。至于出现乳房大小不一，一侧乳房大，一侧乳房小的现象，则是不良的哺乳习惯造成的，比如长时间在某一侧的乳房给宝宝哺乳，则会产生这种后果。

虽说哺乳能够消耗妈妈身上的脂肪，但有些妈妈仍会产后肥胖，是因为打着母乳喂养的旗号，吃得太好，营养过剩，加上不运动或运动不科学造成的身材变形。

预防身材变形和乳房下垂小建议

哺乳期间，两侧乳房要交替哺乳，以保持两侧乳房大小

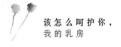
对称。

不要过度节食，急于瘦身。乳房俊美的形态靠脂肪支撑，产后女性经过一段时间的产后修复调节，体重自然就会恢复从前，乳房也会随之恢复如初。

哺乳期建议佩戴文胸，文胸的选择也要有讲究。

♥ 罩杯的角度明显上扬而且罩杯有足够深度，应该是4/4全罩杯，最好为轻薄、有弹性的纯棉针织面料。

♥ 文胸的扣子在胸前，哺乳时方便打开。

♥ 罩杯的底面最好有钢托，给乳房一个向上的托举力，钢托用棉织物包裹制成，减少对乳房的压力刺激。

♥ 文胸的肩带要较宽，肩带垂直，这样的肩带会减少因乳房重量大坠压造成的肩部酸疼。

♥ 文胸的颜色最好选纯白色或浅色，以免有染色剂对皮肤造成过敏或不适。

哺乳期间应坚持做适度的运动，防止乳房下垂。

俯卧撑　身体保持平直，俯卧在床上或瑜伽垫上，双手撑起身体，脚尖着地，做四点支撑。收腹挺胸，双臂与床或瑜伽垫垂直，胳膊弯曲向床或瑜伽垫俯卧，确保身体不能着床。每天坚持做几个，可根据自身体力逐渐增加。

举哑铃　平躺仰卧于瑜伽垫，双膝自然弯曲，双脚平放于瑜伽垫上。腰贴在瑜伽垫上提臀、收腹，双手握住哑铃，手臂伸直，呈一字形平放在身体两侧，双手抓住哑铃，双臂抬起，保持平行，与胸前垂直，坚持 3 秒钟放下。若家里没有哑铃也可以用装满水的矿泉水瓶代替。哑铃重量以自己举起时无压力为宜。

扩胸运动　采取站立位，双脚分开，与肩同宽，手臂侧平举，两手臂移向前，平直前举；双手向上举，手心朝前，每天重复做 5 ~ 10 次。

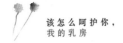

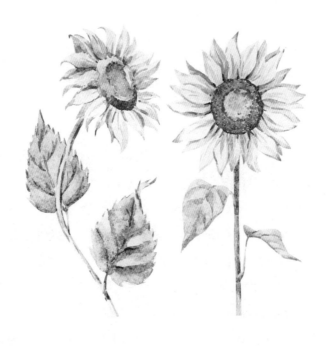

　　其实，影响乳房形态的原因有很多，如遗传或年龄因素，随着年龄的增长，乳房从发育到丰满，从充盈到萎缩，这就是乳房的一生，饱含着青春之美，暮色之美，尊重自然规律，当我们做过很多尝试让乳房朝着我们理想的状态发展，结果却还是差强人意的时候，此时要学会安然接受乳房每个阶段的独特之美。

哺乳期 "堵奶" 怎么办

　　宝妈们在哺乳期常出现"堵奶"现象，"堵奶"在医学上称为乳汁淤积。一般在产后开始泌乳后的一两天，乳房里面出现硬块或者小疙瘩，宝妈偶可伴有发热症状。这是因为乳汁淤积在乳腺管内，被乳汁充胀的乳腺管压迫附近乳房组织形成水肿，水肿反压迫乳腺管，导致乳腺管里的乳汁排出不通畅，乳房会出现胀痛或者刺痛感。很多宝妈在遇到这种状况时，都会不自觉地揉揉乳房，认为这样就能把硬块或者小疙瘩揉没了，其实很多时候非但没有好转，反而会变得更加严重，因为揉搓的手法不当或暴力揉搓会损伤乳腺管导致哺乳期乳腺炎的发生。

哺乳期 "堵奶" 常见的原因

　　乳汁分泌较多　有的宝妈在产后分泌较多的乳汁，远远超

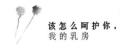

过宝宝所需，这种供求并不平衡造成过多乳汁淤积在乳房内。

哺乳间隔时间长　有的宝妈因为工作和其他原因不能短时间间隔给宝宝哺乳，又未能及时将多余的乳汁排出造成乳汁淤积。

乳汁中脂肪含量高　这样的宝妈是因长期饮用大量的猪蹄汤、鱼汤、鸡汤等促进乳汁分泌的食物，乳汁的分泌量不但会增多，还会导致乳汁中饱和脂肪的比例过高，产生的乳汁较黏稠，增加"堵奶"的风险。

乳头问题　如乳头内陷、短小，以及乳头皲裂等，造成不能顺利哺乳，以致不能清空乳房。

吸奶器使用不当　使用不合格的吸奶器或者吸奶器的使用方法不当，会导致乳房多余的乳汁无法排出。

心理压力　有些宝妈产后压力大，产生抑郁情绪，长期的负面情绪会引起乳房血管、乳腺管等管壁组织收缩，容易引起"堵奶"。

发现"堵奶"后应该怎么办

首先要坚持哺乳，不要因为"堵奶"就放弃哺乳。要让宝宝频繁地吸吮刺激乳头，可有疏通乳汁的作用。如果宝宝没有办法喝太多奶，你也不能硬要逼着他喝，可以先用吸奶器将多余的奶吸出来。

减少摄入促进泌乳的食物，如一些鱼汤、猪蹄汤等要少喝。饮食保持清淡，减少高脂肪食物的摄入。

冷敷乳房。因为"堵奶"可引起组织水肿，可以尝试冷敷。但要注意的是冷敷，不是冰敷，温度不能太低，以免冻伤乳房皮肤，可以用毛巾包裹装有冰块的水瓶敷在乳房上。

内衣要宽松，睡觉时不要趴卧压迫乳房，同时尽量防止宝宝撞击妈妈乳房，以免挤压乳房而出现乳汁淤积。

切忌胡乱揉搓。若采取以上方法，"堵奶"情况依然不见好转，可寻求专业哺乳指导人员帮助，切勿自行暴力揉搓。

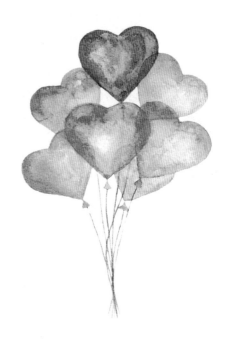

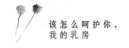
如何科学"回奶"

"回奶"是每个妈妈必须经历的过程，由于这样或是那样的原因，妈妈们必须选择一个合适的时段给宝宝断奶，断奶后就会"回奶"，有的宝妈在"回奶"期的做法不是很科学，往往会产生乳房胀痛等症状。

宝妈们要学会科学地"回奶"，及时地排出乳汁，使乳腺管保持通畅，让乳腺管尽快恢复到正常的生理状态，血液循环及新陈代谢处于正常情况，使整个乳房更加健康，也能避免胀痛之苦。

如何做到科学"回奶"

减少喂奶频率，降低喂奶时间。在决定断奶后，就有意识地加长喂奶的间隔时间，缩短每次喂奶时间，这个过程要逐渐进行，让宝宝慢慢适应，也让乳房适应，等宝宝的吸吮刺激逐渐较少，乳汁的分泌量也就逐渐下降。刚开始时会有多余的乳汁集聚在乳房内，产生胀痛感，可及时挤出乳汁，但也应逐渐较少每次挤奶的时间，延长两次挤奶的时间间隔。

穿着紧身内衣或文胸。这种方法是靠外界乳房给予压力减少乳汁分泌，文胸或内衣也不可过紧，以乳房感受到压力为宜，胸廓不应有压迫感，以免导致宝妈呼吸不畅。选择内衣或文胸时，最好选择有防溢乳垫的，以免弄湿外面穿着的衣物。

少汤、少蛋白饮食。宝妈要减少摄入高蛋白或含水量高的食物，如减少鱼肉、奶、蛋的摄入，少喝汤，少喝水，特别是老母鸡汤、鱼汤等发奶食物，可适当吃些清淡的食物以达到减少乳汁分泌的效果。

因特殊情况需要突然断乳，可以配合药物治疗，服用中药炒麦芽、西药维生素 B_6、己烯雌酚、溴隐亭等，药物必须在医师指导下使用。

"回奶"时的注意事项有哪些

在决定"回奶"之前先确保自己的乳房没有硬块，否则很容易引起乳腺炎。

在挤乳汁时，不要完全挤出，否则会促进乳汁分泌，适得其反。尽量避免使用激素类的药品，或回奶针之类，很容易引起乳房萎缩或乳腺问题。想要"回奶"的妈妈可以多吃对"回奶"有辅助作用的食物。

断奶持续时间的长短因妈妈、宝宝的情况而异。妈妈"回

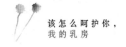
奶"过程中乳房大概需要 1 周到 2 个月不等的时间。断奶后，在第一次月经期及排卵期，可能会出现乳房外侧局部胀痛。如果妈妈在孕前有比较明显的乳腺增生，此时的疼痛与之前的经期乳房疼痛感会非常接近。如果疼痛让你觉得不舒服，可以尝试按摩乳房缓解疼痛，乳房的酸胀疼痛会持续 1～2 天，即使你不做任何处理，也会自然好转。

"回奶"期乳房保养

饮食　宝妈的饮食宜清淡，少吃油腻食物，多食山楂、韭菜、豆角、人参、菌菇类、茄子、柚子、藕、木耳、火腿、炒麦芽、麦乳精（一般生麦芽）等，有助于回乳。

穿着　在回奶期可穿一些合身内衣，以便能够托起并固定乳房，减轻乳胀疼痛。

锻炼　"回奶"成功后，建议妈妈们适当进行体育锻炼，多做扩胸运动，可使乳房较快地恢复弹性。

"回奶"期间乳房出现硬块、局部皮肤发红、发热等症状，应及时找专科医生就诊。"回奶"后乳房形态会出现萎缩、变小，部分宝妈乳房可出现扁平，可不用担心，大部分宝妈在进行适当的饮食、锻炼后，一段时间乳房可再次恢复丰满状态。

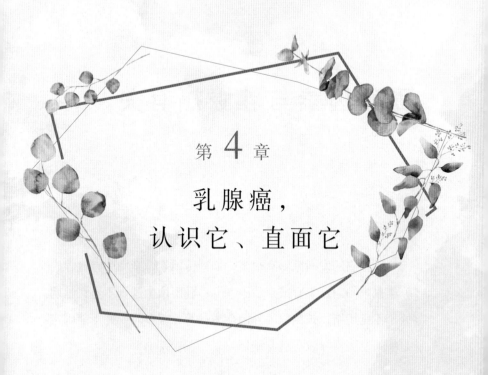

第 4 章

乳腺癌，
认识它、直面它

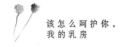
哪些因素与乳腺癌有关

乳腺癌的发病原因有很多，如遗传因素，亲属中有乳腺癌家族聚集倾向；晚育或产后不哺乳；乳腺增生迁延不愈；长期处于不良情绪；长期摄入外源性激素等，很多时候并不能确定是哪一个因素导致了乳腺癌。

肥胖因素

体重指数升高、绝经前后体重的增加会导致患乳腺癌的风险明显增高。美国流行病协会的研究人员通过对 6.2 万更年期女性的调查显示，过度肥胖与乳腺癌有密切关系，体重增加 30kg，乳腺癌发病概率将增加一倍。这是因为体内过多的脂肪会导致雌激素分泌不断增加，多余的雌激素被酯化后储存在脂肪组织内，并不断被释放进入血液，对乳腺组织产生影响，久而久之成为引发乳腺癌的主要因素之一。

环境因素

美国冷泉港研究所的一项回顾性分析表明，女性日常生活中接触到的物质里，有 216 种化合物与乳腺癌相关，其中 29 种潜伏的致癌物质被大量生产。这些化合物广泛分布在化妆品、汽油、药品、日用品等物品中。家具和涂料以及人造革等也在我们身边挥发着有危害的物质。

药物因素

一些女性长期用含有雌激素的丰胸产品、保养卵巢的产品以及口服避孕药物等，造成体内的激素内分泌失调，这也是乳腺癌发病的高危因素。

年龄因素

中国女性的乳腺癌发病年龄在 45 ~ 55 岁，目前还有发病年龄提前的趋势。在众多的研究中发现，月经初潮年龄早、绝经年龄晚的女性，更容易罹患乳腺癌。

精神因素

全球四大疾病中，抑郁症是其中之一，据世界卫生组织最新估计，目前全球超过 3 亿人罹患抑郁症，中国抑郁症患者接

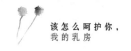

近 1 亿人，美国约翰·霍普金斯公共卫生健康学研的研究人员对 2017 名抑郁症患者进行研究，历时 13 年，研究结果发现，抑郁程度与乳腺癌的发病率有关，重度抑郁症患者更有可能患上乳腺癌。在女性抑郁症患者中，80% 以上患有不同程度的乳腺疾病，且抑郁症女性其患乳腺癌的可能性是正常人的 5 倍。

其他因素

有相关证据表明，家族聚集性、生育晚、产后不哺乳、多次流产等，这些也是乳腺癌发病的危险因素。

除了以上我们常常耳熟能详的乳腺癌致病因素外，还要着重强调不常提到，但却时时刻刻发生在我们身上的潜在乳腺癌杀手——熬夜。

熬夜已经成了现在人们的标配。晚上十点之前睡觉的人群已经被年轻人视为"稀有物种"。

2015 年的一份《全球睡眠报告》显示，中国人每天上床睡觉的时间为凌晨 0 点 32 分。2014 年《中国睡眠指数报告》也指出，近 60% 的国人不愿早睡，夜晚成为不少年轻人难得的休闲放松时段，晚睡、熬夜已成为国人生活"新常态"。

这份数据显示中国人还不是睡得最晚的。2015 年《全球睡眠报告》调查超过 50 个国家、近 200 万人的睡眠状况，结果发现，俄罗斯、希腊等欧洲国家的睡觉时间均在凌晨 1 点以后；日本不仅人均上床睡觉时间超过凌晨 1 点，其平均睡眠时间不足 6 小时，是世界人均睡眠时间最少的国家。令人惊讶的是，调查结果显示，没有一个国家的平均睡觉时间在晚上 11 点以前，在熬夜这件事上，全球人民做到了惊人的一致。我们都知道长期熬夜会导致精神差、注意力不集中、记忆力减退，但你知道熬夜与乳腺癌也有关系。

熬夜与乳腺癌的关系有医学证据

→ 熬夜导致免疫力低下

通常成人一天的睡眠时间在 7~8 小时，如果成年人持续保持清醒 15~16 小时，就会导致疲劳、动作笨拙、反应迟钝、白天嗜睡等表现，长此以往可导致免疫力下讲，甚至发生癌变的可能。

→ 熬夜影响褪黑素的生成

美国一项研究显示，晚上熬夜或开灯睡觉是导致女性患乳腺癌的主要因素之一。美国国家癌症研究所等部门对非自然光与癌症之间的关系进行了大量的研究，结果发现需要值夜班的职业女性，如护士、空乘人员等，患乳腺癌的风险最高可达 60%。此外还有研究表明，每周熬夜 2~3 天的女性也同样易患乳腺癌。研究人员认为，夜间灯光妨碍了褪黑素的生成，而褪黑素有增强免疫力和抑制癌细胞的作用。研究人员将乳腺癌的肿块移植到小白鼠身上，并给老鼠分别注入清晨日光照射和夜间灯光照射的老鼠血液。研究发现注入清晨日光照射的血液

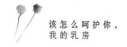

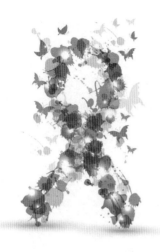

使癌细胞生长速度减缓 80%，而灯光照射的血液加速了癌细胞的生长。

→ 熬夜引起肥胖

晚上熬夜的时候总会觉得饥饿难耐，总得吃点什么填饱肚子的"空虚"，于是满身的肥肉就这么日积月累地长起来了。有很多的研究证明，肥胖与乳腺癌的发生有直接关系，肥胖是乳腺癌复发和不良预后的危险因素，有 43 项统计研究分析，肥胖人群发生乳腺癌的危险度比正常人增加 33%。

所以，熬夜是乳腺癌的发病因素之一，从现在开始，培养一件人生最有意义且最有挑战性习惯——保证充足的睡眠！推荐的正常睡眠时间：儿童睡眠时间，每天 9～14 小时；青壮年睡眠时间，每天 8 小时左右；老年人睡眠时间，每天 5～6 小时。

在此也要为一个被谣传了很久的可导致乳腺癌的因素沉冤昭雪，那就是文胸。相信不少的女性听到过穿戴文胸可致乳腺癌，西雅图的 Fred Hutchinson 癌症研究中心做了深入的研究，收集了相关数据，并将这个缜密的结果发表在美国癌症研究协会（AACR）的官方期刊《癌症流行病学、生物标记与预防》上，结论就是：文胸与任何乳腺癌发病都没有关系。然而文胸穿戴不合适或每天穿戴时间过长（12～24 小时）确实会导致一些乳房良性疾病。

有这些症状，是时候
警惕一下乳腺癌的可能了

现在的人生活压力越来越大，乳腺癌的发生率变得越来越高。乳腺癌是女性高发的癌症疾病，遗憾的是很多女性当发现乳腺癌后去医院就诊时，往往为时已晚。医生常常质疑的是乳腺癌发现初期有很多的症状表现，为什么不早点做检查，兴许还有回旋的余地，可是得到的答复却是千篇一律："医生我一直太忙了，忙得忘了关心一下自己"。所以我们平时要留意乳房健康，能够找到乳腺癌发生的"蛛丝马迹"，并及时就诊。那么，当乳房出现哪些症状时，就可以怀疑是乳腺癌的可能呢？

乳房大小的改变

非生理因素引起的乳房形状或是大小的改变应引起足够的

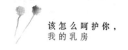

注意。此外，有些人乳房发育较大，虽然目前还没有确切的证据来证实，但已有一些研究将乳房更大与乳腺癌患病风险更高联系在一起。所以拥有巨大乳房的女性朋友，在引以为傲的时候，也不要忘了定期到医院进行乳房的相关检查。

乳房出现肿块

当在家进行乳房自检的时候，触摸到乳房中有肿块，尤其是肿块形态不规则、边界不清、活动性较差，而且触之又未察觉明显疼痛时，那就要高度警惕乳腺癌了。当然引起乳房肿块的原因有很多种，且大多为良性疾病，乳房良性肿块通常不必太过关注，如果你无法判断肿块的良恶性，那就及时到医院去咨询医生。

乳房出现疼痛

虽然一般的乳腺癌患者乳房不会出现明显的疼痛，但也不能一概而论，确实有少数患者在发病早期乳房是会有隐痛或者是刺痛的症状出现。当然相比乳腺癌而言，大多数的乳房疼痛都是非乳腺癌引起，由月经周期引起的乳房疼痛有一定的规律性，容易被察觉出来，而一些其他的良性疾病引起的乳房疼痛且长期不缓解，应及时到医院，明确疼痛的原因。

乳头出现凹陷

这里重点强调的是那些乳头原本正常，突然哪天发现乳头凹陷的人群。尤其是当发现乳头凹陷出现在单侧乳房，那就不容小觑了。因为当乳腺癌的病灶侵袭到乳头下方区域的时候，乳头下方的乳腺组织会出现病变，牵拉乳头，使乳头偏向肿瘤的一侧，出现乳头凹陷的症状。如果触摸乳头下方还能摸到硬性肿块，乳腺癌的可能性就更大了，应及时去医院就医。

乳头出现溢液

在前面的章节已经讲到乳头溢液的多种情况，很多情况也是乳房良性的病变，但有些乳头溢液却可能是乳腺癌的征兆，尤其是单个乳房的乳头出现血性溢液，同时伴随乳房皮肤变化或出现乳房肿块时，一定要及时到医院检查，警惕乳腺癌的存在。

乳房局部皮肤发生改变

一些晚期乳腺癌也会导致乳房局部皮肤发生改变，如因肿瘤和皮肤粘连导致乳房皮肤出现"酒窝征"的变化，或是因肿瘤侵犯淋巴管，导致乳房皮肤出现橘皮样改变。在出现乳房皮肤变化的同时，乳房内有高度怀疑是乳腺癌的肿块，这很有可能就是乳腺癌。

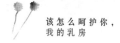
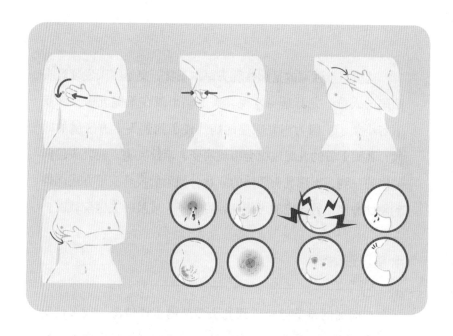

　　其实在日常的乳房自检中发现乳房的这些变化并不难，关键是能否在繁忙的生活节奏中抽出一些时间来给自己，关注一下自己的健康。不光是乳腺癌，任何癌症的出现都不是一夜之间就缠上自己的，做到早发现，早治疗，一般都会有较满意的预后。

乳腺癌患者手术前
应该做哪些准备

中国每年有 20 万例的乳腺癌患者接受了乳腺癌手术。俗话说，"不打无准备之仗"，在进行乳腺癌手术之前，要做一些准备以确保乳腺癌手术能够顺利进行。

心态调整

在做乳腺癌手术前，应每天保证充足的睡眠，患者和家属应调整好心态，不要过于紧张，做好心理建设，必要时可在术前寻求专业的心理医生进行术前咨询，听从医护人员的安排。

术前饮食

这里指的是手术前一段时间的饮食。应以高蛋白、高维

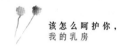
生素、高膳食纤维的食物为主。高蛋白饮食有助于提升抵抗力、增加肌肉量，有助于术后伤口的愈合。如在汤、沙拉和炖菜中加入肉碎；食用热牛奶麦片、蒸鸡蛋等。

多摄入维生素 A、维生素 C、维生素 K 以及 B 族维生素含量高的食物。维生素 A、维生素 C、B 族维生素利于伤口愈合。维生素 K 参与凝血过程，可减少术后的出血。

禁食禁水

患者应在术前 12 小时禁食，同时还应在术前 4～6 小时禁水。医生在手术前需评估患者各项生命体征，需要给患者做各项检查，以免进食、饮水影响检查结果。

个人护理准备

术前应做好个人卫生，如提前洗澡、洗头发、修剪好指（趾）甲，以免术后几天不能正常地进行洗漱。

如果术前乳头出现了糜烂和肿瘤破溃的现象，也要在术前做好相应的清理工作，如果情况较严重需要交给医护人员帮忙处理。

此外因一些手术的需要，如检查发现肿瘤发生腋窝下淋巴结节转移，需要进行腋窝淋巴结清扫术，那么患者也应该要在手术前剔除腋毛，准备好手术区。有些患者如需进行植皮手术，那么也应该剔除要供皮区域内的皮肤汗毛。

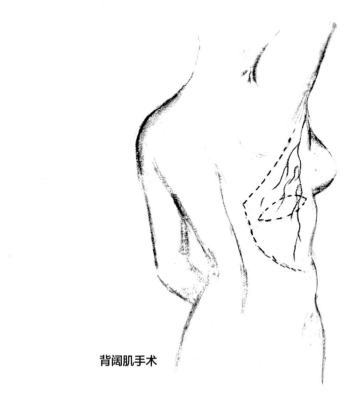

背阔肌手术

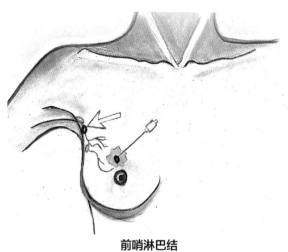

前哨淋巴结

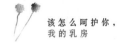

特殊人群的准备

如患者在手术前出现月经来潮，也要提前告知医生，医生再根据具体情况选择最佳手术时期。

年龄稍大或肥胖患者建议术前提前购买防血栓弹力袜，术后穿戴上弹力袜，预防血栓发生。

手术术式的选择

很多患者认为这单纯是医生的事情，其实并不是。在手术前医生会做各项检查明确诊断，并针对每位患者的具体情况给出保乳术（切除乳房中的肿瘤，保留乳房）或全切术的建议（有肿瘤侧的乳房完全切除），但医生只是负责提建议，手术方式的选择还是以患者的意愿为主。患者需要知道的是保乳术后必须接受放疗，全切术是可能接受放疗，是否需要接受化疗，与手术方式的选择无关。所以患者要根据自己的意愿、身体情况或者心理承受度选择手术方式。

签订术前知情同意书

任何手术都会存在一定的风险，患者或家属在术前应仔细阅读术前知情同意书，在知晓可能存在的风险的前提下，签订知情同意书。

乳腺癌手术之前，最忌讳的就是患者和家属手忙脚乱，情绪不稳定，知道做一些准备，却又不知道从何下手。无论是患者还是家属，都应有条不紊地做好充足的准备，及时调整心态，可以多跟负责手术的医护人员交流，询问清楚手术的方式，这样对患者能够安心接受治疗会有一定的帮助，也有利于手术顺利进行。

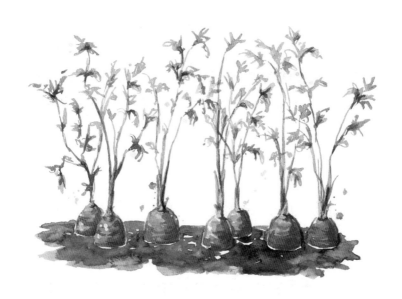

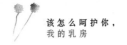

出院必读：
乳腺癌手术后注意事项

乳腺癌手术结束后，千万别想着打包袱回家，就万事大吉。对于疾病的康复，医生能做的只是治疗，而真正能够治愈疾病在之后的康复过程。手术做完了，这只是漫长的康复过程中的第一步，取得了阶段性的胜利，剩下的漫漫康复之路要靠自己走了。

手术后要注意以下几项：

询问术后换药和拆线时间

对于术后换药和拆线时间，出院前咨询住院医生，记录下来，并要清楚知道主治医生的门诊时间和查房时间、熟悉医院的换药地点，不做小迷糊患者。

　　换药和拆线时间也要有灵活性，要根据自身的伤口情况而定。当伤口出现疼痛、肿胀，感觉不舒服时，一定不要傻傻地等到换药那一天，要及时主动地去当时住院的病房或门诊找医生，寻求医生的专业处理。

时刻与医生保持联系

　　现在大部分医生都有自己的患友群，里面有些资深且热心的患者会解答你的一些疑惑，在患友群里面可以共同探讨问题，医生也会针对患者提出的术后康复问题给出明确的答复。

出院饮食

　　乳腺癌患者饮食单独讲解了一篇，不再过多赘述。但要记住一点，家属千万别觉得患者经历了大手术一定要补一补，于是每天给患者吃大鱼大肉，这样高能量的摄入，患者很容易发胖，肥胖可为乳腺癌的复发提供机会。

　　乳腺癌术后对饮食没有严格的控制，更没有绝对不让吃的食物，只要不挑食，不要过量饮食高能量的食物，吃得健康就好。

手术后可做一些功能恢复操

手术后 1~2 天，做伸指头、握拳、屈腕的动作。

手部运动具体操作方法：

将双手置于胸前，手指向外张开，保持拇指自然张开，其余四指并拢，然后再合拢，保持握拳状态；五指向外分开，内收握拳；拇指与小指合拢，其余三指保持自然伸直状态，然后拇指和小指分开；双手手握毛巾卷，挤压毛巾卷，再放松。

腕部运动具体操作方法：

双手置于胸前，手腕向前后弯曲，沿顺时针、逆时针方向旋转。

手术后 3~4 天，做屈肘运动，先伸直肘部，再曲肘，反复进行。

手术后第 5 天，患侧手臂过头顶摸对侧的肩膀及耳朵；肩部向前后旋转；手臂向前伸直，向顺时针、逆时针方向旋转。

手术后 9~10 天，患者可渐渐抬高手术侧的肘部，可以将患侧手臂放对侧肩膀上，健侧手帮助向上方抬患侧肘，与肩膀水平即可。

手术后 14 天，要从原来的低头含胸，逐步改变成抬头挺胸，逐渐增加手术侧上臂的活动范围。千万注意，不可大幅度地猛然活动手术侧上肢，以防牵拉造成手术侧皮下出血等状况发生。

如果放了乳房的假体，为了防止手术后出现包膜收缩，造成假体移位和变形，可以采用自我按摩手法。

"4 个 3" 按摩法：手术后第 3 天开始自我双乳按摩，每天 3 次，每次按摩 30 分钟，持续按摩 3 个月。按摩方法是轻柔地挤压假体，使容纳假体的腔隙大于假体，并压迫包膜防止缩小。

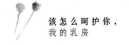

定期复查

出院以后，不能像放飞的小鸟，无拘无束，你需要关心的还有复查时间，一般乳腺癌患者手术后第 1 年每 3 个月复查一次，2 ~ 5 年每 6 个月复查一次，5 年之后每年复查一次。自我检查可以每个月一次。

不可因副作用大就放弃治疗

每个人的病情不同，因此治疗方案不同，不可盲目跟风，见别人怎么治疗你就怎么跟着治疗。

出院时，应仔细记录下什么时候开始化疗（放疗），放化疗多少次，一次放化疗多久。寻找一些资料，了解化疗或放疗的副作用。

化疗的短期副作用主要是脱发、骨髓抑制、食欲缺乏、恶心呕吐、口腔溃疡、口唇及手足麻木等，这些副作用的程度和持续时间取决于化疗的方法和药物的选择。化疗长期的副作用是不孕、骨质疏松和心脏毒性。医生会在用药过程中对这些副作用给予充分评估，只要听从医生建议，全程配合治疗，不会出现风险。

对于口服内分泌调节药物的治疗，一定相信药物治疗作用小于副作用，医生才会用，不可盲目地担心副作用而放弃治疗。比如芳香化酶抑制剂 AI 类药物的副作用是骨质疏松、肌肉关节疼痛或麻木、血脂异常等。只要遵照医生嘱托服药，定期评估骨骼、肌肉与关节状况，检测骨密度、血压等，发现异常及时诊治，要知道肿瘤复发转移比副作用可怕多了，不可因小失大。

建立强大的抗癌决心

关于乳腺癌患者的心理建设，会有一篇文章讲到，这里不再过多赘述。但强调的是应尽快从患者的角色中走出来，融入社会中的角色，找回社会生活中属于自己的位置。对于乳房缺失的患者，会承受严重的精神和心理创伤，在手术前可要求保乳手术，或手术切除恢复后进行二期乳房再造，都不失为恢复自信的方法。

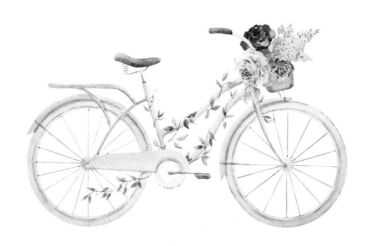

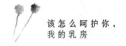
乳腺癌患者在治疗过程中出现副反应怎么办

乳腺癌患者在长期的治疗过程中，会经过长期的放疗、化疗，随之而来的就是经受一系列的副反应，如骨髓抑制、脱发、恶心、呕吐等。虽然这些副反应暂且没有良好的预防措施，但知道一些应对方法，也能减轻这些副反应带给自己的不适感，避免更严重的结果发生。

严重的骨髓抑制

因化疗药物造成骨髓造血的功能下降，患者要定期进行血常规检查，一旦发现白细胞下降，就要告知医生，必要时会打升白针。同时必须快速补充营养，刺激骨髓产生更多的造血干细胞。尽量保持心情愉悦，适当做一些活动及力所能及的家务，量力而为。

脱发

脱发是很多进行化疗的患者都会面临的问题。因化疗药物在杀死癌细胞的同时，任何与癌细胞相似的、快速分裂的细胞，都会被化疗药物伤害，头皮细胞就是这样的情况，约有 90% 的头发会因此脱落。头发的脱落会对患者造成很大的精神刺激，很多女性往往不能接受自己满头的秀发一根根离自己而去，而出现消极治疗的情况。

在化疗一开始时，头发不会掉得很严重，随着化疗的进行，头发会慢慢变细然后脱落，严重的患者是一撮一撮的大片脱落，残存的头发也没有光泽，变成干枯发，一般发生在开始化疗 2 周左右，然后在 2 个月内脱落完。

别担心，脱发是暂时的现象。这种脱发是可逆性的，就像胡子一样，刮掉还会长出来。化疗结束后，受损的毛囊逐渐恢复正常，1 ~ 2 个月开始逐渐生长出新的头发来，半年或一年后，头发就可以恢复到以前的样子了。

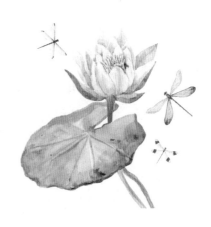

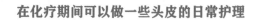

在化疗期间可以做一些头皮的日常护理

按摩头皮 经常按摩头皮，改善头发毛囊的血液循环，促进头发生长。

保护头皮 化疗后，头皮暴露在外，容易受到刺激和损伤，尽量把头皮用帽子或围巾保护起来，不接触太冷的空气。养护头发，使用含有蛋白质的软性洗发剂，使用软梳子，避免暴力梳头。

戴冰帽 减少化疗对头皮的刺激，但是也有数据表明，化疗戴冰帽，不利于化疗药物在头部的有效分布，会增加肿瘤脑转移的机会。

中医认为： "发为血之余"，所以配合补气养血的药膳调理身体，有一定作用。如西洋参银耳荸荠羹、黄芪炖鸭、橄榄罗汉果汤、无花果炖肉或是山药莲苡汤。

口腔溃疡

化疗期间会导致口腔出血、黏膜干燥、口腔溃疡等，因为化疗药物降低了口腔抵御细菌的能力，建议经常漱口、用软毛刷刷牙、保持口腔的卫生，食用干净卫生的食物非常重要。若是出现溃疡面可采用口含冰片的办法，起到止痛的作用；将维生素 C 研成粉末状，若是小溃疡，仅需取少量维生素 C 粉末敷于患处即可，每日用药 1~2 次即愈；若溃疡面较大，则应先轻轻刮除溃疡面的渗出物，然后再敷药粉，每日用药 2~3 次；将维生素 B_2 研为细粉状，用适量香油调匀，做成稀糊状，涂于溃疡表面，每日 4~6 次，口腔溃疡可获愈。

恶心、呕吐

由于长期心理压力和恐惧，哪怕一点点的恶心、呕吐，患者都会精神紧张，产生各种不适。在化疗前医护人员跟患者充分沟通，指导患者在给药前的 2~3 小时进餐，待胃内容物基本排空后再给予化疗药物，此时胃腔内压力较低，发生呕吐的概率也较低。患者应避免刺激性、易产气食物的摄入，避免早晨空腹和化疗前 30 分钟内进食。如果觉得口气明显，可在舌下含服一片薄荷糖或者柠檬含片，如果呕吐频繁，需要联系医生，给予控制恶心、呕吐的药物。患者多吃清淡、易消化的食物，并大量喝水，保证每天尿量在 2000ml 以上，以促进肾脏排泄，减轻药物的毒副作用。

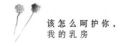
乳腺癌患者
在饮食上应注意哪些

　　乳腺癌患者除了日常的治疗外，饮食在乳腺癌患者的康复中也起着举足轻重的作用。有数据研究证实乳腺癌患者疾病的进展、复发风险、总生存率都与膳食结构和食物选择有关。女性营养干预研究（WINS）结果显示，通过低脂饮食使体重减轻 0.45kg，可以明显降低绝经后乳腺癌患者的复发风险，而且在雌激素受体阴性的患者中该影响更加显著。乳腺癌患者如果体重增加 5 ~ 10kg，复发风险增高 40%。一项针对 5000 例乳腺癌患者的研究证明吃大豆能降低 25% 乳腺癌患者的复发风险，尤其对于雌激素受体阴性的患者保护作用更加明显。

能吃是福气，会吃才是学问

　　《中国居民膳食指南 2016》明确指出合理膳食的原则：

食物多样，谷类为主

每天的膳食应包括谷薯类、蔬菜水果类、畜禽鱼蛋奶类、大豆、坚果类等食物。

平均每天摄入 12 种以上食物，每周 25 种以上。

每天摄入谷薯类食物 250～400g，其中全谷物和杂豆类 50～150g，薯类 50～100g。

吃动平衡，健康体重

各年龄段的人群都应天天运动，保持健康体重。

食不过量，控制总能量摄入，保持能量平衡。

坚持日常身体活动，每周至少进行 5 天中等强度身体活动，累计 150 分钟以上；主动身体活动最好每天 6000 步。

减少久坐时间，每小时起来动一动。

多吃果蔬、奶类、大豆

蔬菜、水果是平衡膳食的重要组成部分，奶类富含钙，大豆富含优质蛋白质。

餐餐有蔬菜，保证每天摄入 300～500g 蔬菜，深色蔬菜占 1/2。

天天吃水果，保证每天摄入 200～350g 新鲜水果，果汁不能替代鲜果。

吃各种各样的奶制品，相当于每天摄入液态奶 300g。

经常吃豆制品，适量吃坚果。

适量吃鱼、禽、蛋、瘦肉

鱼、禽、蛋和瘦肉摄入要适量。

每周吃鱼 280～525g、畜禽肉 280～525g、蛋类 280～

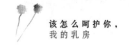

350g，平均每天摄入总量 120～200g。

优选鱼和禽。

吃鸡蛋，不要弃蛋黄。

少吃肥肉、烟熏和腌制肉制品。

少盐少油，限糖限酒

培养清淡饮食习惯，少吃高盐和油炸食品。成人每天食盐摄入量不超过 6g，每天烹调油摄入量 25～30g。

控制添加糖的摄入量，每天摄入不超过 50g，最好控制在 25g 以下。

每日反式脂肪酸摄入量不超过 2g。

足量饮水，成年人每天饮水 7～8 杯（1500～1700ml），提倡饮用白开水和茶水；不喝或少量喝含糖饮料。

乳腺癌的患者要在此膳食原则的基础上，适当对某些食物有所侧重，某些食物有所舍弃。

推荐的乳腺癌患者日常饮食

蛋白质含量高的食物：鱼、瘦肉、去皮禽肉、低脂和无脂的奶制品、坚果和豆类。在癌症患者治疗和康复的过程中，适量的蛋白质摄入是十分重要。

维生素和膳食纤维含量高的食物：如大白菜、茄子、青椒、西红柿、洋葱、大蒜、生姜、韭菜、卷心菜、菜花、土豆、芋头、山药、黄瓜、苦瓜、西瓜、香蕉、核桃、山楂、大枣。

蔬菜和水果不但可以维持体重，还能提供人体必需的维生素、矿物质以及膳食纤维。某些蔬菜和水果还含有抗癌作用的生物活性物质。

研究表明，水果和蔬菜所占比例高的饮食结构可以使患乳腺癌风险降低。

此外，全谷类食物含有多种维生素、矿物质及其他营养成分，可以降低癌症和心脑血管疾病的风险。

不推荐的乳腺癌患者日常饮食

油炸食品、肥肉、腌制和烟熏食品。大量科学研究发现，脂肪摄入过多，与乳腺癌复发、术后生存率低密切相关。

一项研究发现，脂肪摄入过高与患乳腺癌风险增加有明显的关系，在女性健康倡导项目的饮食调控组中，48835 例 50～79 岁的健康绝经后女性被随机分到干预组和对照组，平均随访 8 年，干预组未见到乳腺癌发病风险增高，而脂肪摄入过高的对照组女性，浸润性乳腺癌的发生率要高。

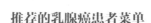

推荐的乳腺癌患者菜单

可供早餐的选择：小馄饨、五谷粥、肉菜包、杂粮馒头、番茄肉丝面、菜肉馅饼等。

可供午餐的选择：山药排骨汤、莲藕排骨汤、胡萝卜炒肉片、丝瓜笋干汤、杏鲍菇炒肉片、腰果炒花菜等。

可供晚餐的选择：清炒藕片、丝瓜肉丝汤、鲫鱼汤、鱼头豆腐汤、老鸭汤、肉末蒸茄子等。

乳腺癌患者
要守住心理防线

　　很多乳腺癌患者在得知自己患有乳腺癌后，她们或是抱有鸵鸟心态，自欺欺人地认为自己没有病，或是抱有死士心态，坚信人固有一死，何苦再经过漫长的治疗来折磨自己；也有一些患者抱有冲动的心态，什么偏方、秘方不管有用没用，统统照单全收，只要能把病只好，别管科学不科学，先尝试了再说。

乳腺癌患者心路历程

　　被告知或猜测出自己患有癌症时，无疑是晴天霹雳，顿时出现恐慌、紧张、焦虑、寝食难安。从心理学的防御机制来说，有利有弊，当人的生命受到威胁或感到痛苦时，焦虑原本就是一种警告信号，是人在面临威胁或痛苦时作出相应的防御

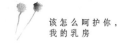

反应。

可是长期处于严重的焦虑状态，可造成内分泌失调，进而破坏身体的防御系统，这种情绪从防御保护，变成了一种病症，就会影响到乳腺癌的治疗。

➜ 否认到认可

好多患者得知自己患有乳腺癌之后，立刻否认事实，觉得一定是哪里出了差错，有的人坚持否认的态度，多处就诊，重复做多项检查，否认这个噩耗。否认如同缓冲剂，能把带来的坏消息的冲击力缓和下来，使人承受的压力小一点。只有患者从否认的态度走出来，慢慢接受现实，和家人、朋友分担感受，才会平静下来，并配合医生进行治疗。

➜ 委屈和怨恨

经历了焦虑、否认阶段，这时觉得自己患癌症的大局已定，经过一番思想斗争后接受现实。可想到自己还年轻，就走到生命的尽头，想到不能长久地陪伴自己的家人，想到失去工作，想到自己好多理想还没能实现，就痛苦万分，就会怨恨"为什么是我？为什么发生在我身上？"别人健健康康地工作、学习、生活，而自己却躺在病床上。患者会发脾气，看什么都不顺眼，这时候家人、朋友多一些谅解，医生多一些理解和沟通。

➜ 失望和挣扎

当患者经历了手术、放疗、化疗等一系列治疗后，或经历了长时间的变更治疗方案，疗效仍不确切或病情波动，会感到前途无望，对生活失去信心。对家人陪伴的愧疚、对经济的担忧，不免产生失望、消沉、沮丧和孤单的负面情绪。虽然医生会积极地制订治疗方案，家人会无条件地陪伴，患者还是会一方面鼓起勇气与疾病作斗争，另一方面万念俱灰，在矛盾中挣扎。

→ 接受死亡

对于死，在人健康的时候，从不去考虑，也不想去面对。可是对癌症患者而言是必须去面对的问题。很多人能够接受家人的劝告和医生的安慰，从绝望里爬出来，重拾生活的信心，不怨天尤人，不再自暴自弃，不再害怕死亡，以平静的心态生活，期盼奇迹的出现。

乳腺癌患者要学会心理救赎

首先要对疾病加深了解，和医生多交流沟通，积极配合治疗方案，信任医生是前提。

其次不要责备自己，患上乳腺癌你没有做错任何事。如果真要给自己安上什么错的话，也是之前没有好好照顾自己。所以患病后要加倍地心疼自己，照顾自己，与其哀叹从前，不如好好珍惜现在，将之前不利于健康的坏习惯统统改掉。

最后，要找到自己兴趣，兴趣在之后漫长的化疗、放疗过程中会带给你鼓励和安慰。自己之前一直忙于工作和生活而丢失的梦想也要找回来。喜欢画画，那就画尽世间的美景；喜欢唱歌，那就不要再隐藏你迷人的歌喉。总之，疾病和苦难不会击垮你，只是看你迷失自己太久了，给了你一次重新找回自己

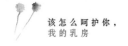
的机会。

家庭成员要给予足够的精神支持

父母当得知自己的心肝宝贝确诊乳腺癌后也是痛不欲生的。但父母要第一时间给予孩子足够的鼓励，无论发生什么也会与孩子站在一起，陪着孩子开始艰辛的抗癌历程，积极为孩子准备抗癌食谱，陪孩子做孩子喜欢做的事情。

丈夫更要让妻子无所顾忌地专心治病，独揽家中一切事物，在大灾大病面前正是体现情比金坚的时候，在没有必要的情况下，不建议丈夫放弃事业照顾妻子，毕竟抗癌治疗费用是一笔不小的数目，而且妻子也会因此对丈夫感到深深的愧疚，充满负罪感。

患者要尝试融入社会活动

乳腺癌患者常常感到孤独或远离他人，不愿意再与之前的小姐妹沟通交流，会觉得自己病得太重，无法参加曾经喜欢的爱好和活动。有时，即使和关心自己的人在一起，也可能觉得没有人能真正地理解你。一定不要有这种"闭关"的心态，因为抗癌过程并不是一场修行，你要试着参加一些抗癌协会或学会组织的患友活动，寻找一些有共同经历的姐妹，探讨交流，在她们抗癌的过程中找到自己的不足，互相鼓励。

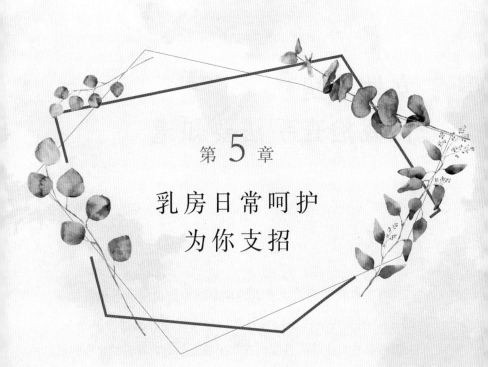

第 5 章

乳房日常呵护
为你支招

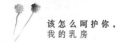

女性乳房
自我检查手法要知道

　　一份来自上海市居民乳腺癌早期发现情况的数据显示：20～60岁女性居民坚持每月乳腺自我检查的比例为30.9%，大部分女性对正确的乳腺检查知识缺乏，对乳腺癌的早期症状认识不足。

　　可能有些人看到一些传言说，自我检查不能提高早期乳腺癌的诊断率，这些传言对于一些女性来说是很难坚持自检的一个原因。其实，日常规范的乳房自我检查对发现早期乳房病变起着举足轻重的作用。

居家如何进行乳房自检

自检讲究看、触、按、换

看 在镜子面前站立，上肢自然放松，观察两侧乳房是否对称，双侧乳房形态有无异常，双侧乳头是否在同一水平线上。乳房皮肤有无凹陷或变形，双侧乳房皮肤有无红肿、橘皮改变，双侧乳头乳晕是否正常、有无凹陷，挤压乳头有无分泌物及液体溢出。

触 正确的触诊方法：用一侧手触摸另一侧乳房，手指肚与手掌心在同一水平。按顺时针方向，依次从乳房的上方、外侧、下方、内侧、腋下五个方位按压触摸乳房有无肿物，感觉皮肤下方有无改变

按　若触摸到肿物，按压肿物质地是否硬韧、是否活动、是否边界清楚、是否疼痛。感觉皮肤深部乳房组织的改变。

换　按照同样的次序，同样的方法，检查另一侧乳房。

很多女性朋友在进行乳房自检过程中，常因检查手法不正确，而把乳腺叶误认为肿块，怀疑自己是乳腺癌，给自己平添很多精神负担。

自检的时间

青春期后到育龄期女性在月经干净后 7～10 天进行自我检查，因为这时候女性雌激素处于稳定状态，对乳房的影响最小，乳腺若是出现病变或是异常容易被发现。

绝经期或绝经后的女性因雌激素分泌量减少，乳房受内分泌激素的影响非常小，每月确保有一天进行自我乳房检查即可，时间上没有明确的节点要求。

　　要提醒的是自检不能取代其他筛查方法，定期体检和乳腺超声检查，是早期发现乳房病变的重要方式。同时，男性近几年乳腺癌的发病率也有抬头趋势，也应该学会关注和自检乳腺。

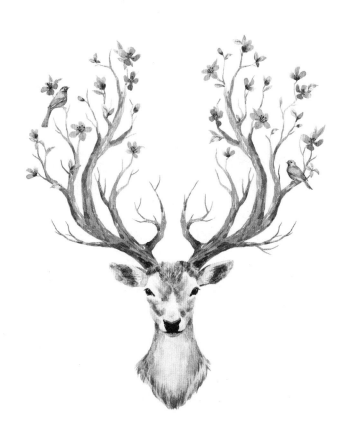

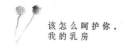

除了自检，
别忘了还要定期筛查

　　有些自律的女性朋友即便定期做乳房的自检，却还是错过了发现乳腺癌的最佳时机。在发现乳腺癌的这条路上要时刻保持戒备之心，除掌握乳房的日常自检技能外，还要坚持乳腺癌筛查。

　　临床上常用且有效的乳腺癌辅助筛查手段包括乳腺钼靶 X 线检查和 B 超检查。

　　《中国女性乳腺癌筛查指南》推荐一般风险女性乳腺癌筛查：

　　·45 ~ 69 岁一般风险的女性，推荐进行规律性筛查，每 2 年进行 1 次乳腺钼靶 X 线筛查（A 级推荐）。

　　·40 ~ 44 岁且无家族史及其他高危风险的女性，推荐每年进行 1 次乳腺超声筛查。

　　对于乳腺癌的高危人群，如初潮年龄小于 12 岁、绝经年龄大于 52 岁、高龄初产、终身未孕、有乳腺癌家族史、一侧乳房患乳腺癌、长期接受射线辐射的人群，以及有较严重的乳腺增生、纤维腺瘤、乳腺炎等患者，应每年做一次乳腺钼靶 X 线检查。

乳腺 B 超检查对于 35 岁以下年轻的女性来说是首选检查方法。因为除了考虑钼靶 X 线检查对人体不可避免的辐射性外，年轻女性乳腺组织非常致密，腺体组织没有退化，如果用钼靶 X 线检查，放射线穿透乳房的时候，就会被致密的乳腺组织或腺体所吸收，导致拍出来的钼靶照片效果不理想。

乳腺钼靶 X 线检查和 B 超检查各有千秋，乳腺钼靶 X 线检查适用于乳房有钙化点病变且乳房组织较为松弛的人群；B 超检查适用于乳房有囊肿、肿块病变且乳房组织较为紧密的人群。一般为了提高乳腺癌筛查的准确性，建议女性在 40 岁开始进行钼靶 X 线检查联合乳腺 B 超检查，这样既不会遗漏乳房钙化点病灶，又不会遗漏囊肿或肿块病变。

乳腺癌筛查除了这两种常见的筛查方法外，还有活体组织检查和磁共振检查，当高度怀疑是乳腺癌时就会穿刺活检或手术取活体组织送病理检查，确定是否发生癌变。而磁共振检查因其费用较高，一般不作为人群乳腺癌筛查的检查方式。目前乳腺磁共振检查主要适用于有明显家族史或携带乳腺癌相关基因的高危女性的乳腺癌筛查，此外，还用于乳腺癌治疗前后的评估。当年轻女性乳腺 B 超中发现有肿块、囊肿等异常情况的时候，因其致密的乳腺组织，钼靶 X 线检查成像效果差，不利于完成进一步的确认，这时候也会采用磁共振检查。

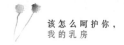
乳腺癌发病率一般 45 岁以后有增高趋势。但近些年一些癌症的发病人群有年轻化趋势，乳腺癌也不例外，广大女性朋友应尽早制订自己的乳房疾病筛查计划，定期到正规机构进行早癌筛查。

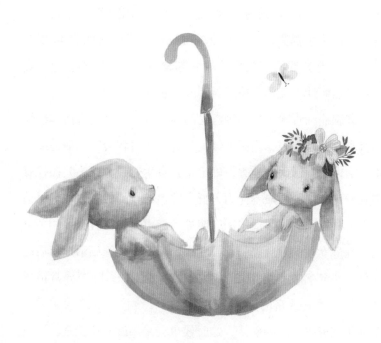

呵护乳房，
从摒弃坏习惯开始

　　乳房能否保持最佳状态，其实与我们的生活习惯息息相关，很多女性朋友乳房出现疾病后，到医院就诊，往往会说发病前很长一段时间压力大、情绪低落，或是长期服用避孕药等，日积月累就把身体给搞垮了。那都有哪些不良习惯会影响乳房的健康状态。

熬夜

　　在我们身边很多的女性朋友都有熬夜的习惯，在劳碌一天后，身心俱疲，夜晚就成了放松自我的最佳时段。但是有研究佐证，女性如果经常熬夜的话，会导致内分泌紊乱，打破体内调节机制的平衡，大大增加患上乳腺结节的概率。

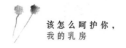
不良情绪

压力大　在我们身边很多的女性朋友，真的是做到了巾帼不让须眉，往往身兼数职，以一人之力扛起了一片天。然而光鲜的背后又有谁能懂这些女强人背后承受的压力。如果承受压力巨大，且未能及时缓解，很可能就会给身体各内脏器官增加很大的负担，导致内分泌发生失调，诱发乳腺相关疾病。

易生气　有一些性格内向的女性，她们不知道该如何表达自己，往往在受到委屈或者不公平待遇时，憋在自己的内心生闷气，也有一些女性天生暴脾气不好惹，遇到一点小事可能就会大发雷霆，这样也会导致内分泌失调，造成乳腺增生。

悲观　有些女性朋友常常悲观厌世，一遇到不顺心的事就痛哭不已，不想解决的办法，而是反复琢磨一堆坏的结果，压得自己喘不过气，这样的女性朋友往往也会逐渐发展到抑郁症。

国际上已有多篇权威论文证实乳腺癌的发病率与负面情绪有关，长期受不良情绪困扰的女性朋友，其乳腺癌的发病率较高。

滥用药物

最常见的是长期服用避孕药。女性长期服用避孕药很容易诱发乳腺小叶增生，在此奉劝各位男性同胞，爱她就要为她着想，不要为了你的一时兴起，损害你所珍爱之人的健康，毕竟避孕措施很多种，并不是非吃避孕药不可。

还有一些女性滥用雌激素制剂，这些女性朋友往往听信一些机构宣扬雌激素有丰胸、保养卵巢之效，而蜂拥购买。雌激素的使用一定要到正规医院由医师针对病症开具，而非盲目地狂补，要知道补充过多的雌激素，是诱导乳腺增生的重要原因。

挤压乳房

有些女性朋友为了挤出自己的"事业线"，让自己的乳房变得更加挺拔，就会穿过紧的内衣，即便没有"事业线"，勒也要把它勒出来，还自我打气说，"女人嘛，就要对自己狠一点"，穿过紧的内衣其实就相当于给乳房上刑，长时间穿戴过紧的内衣就会压迫到乳房周围，导致血液循环不畅，久而久之乳腺结节也会随之而来。

此外，很多女性朋友会穿束胸衣，长期穿着束胸衣除了会影响呼吸外，也会使得乳房中的纤维束和乳腺导管长期受压，造成乳房损伤。而且若是乳房尚处于发育阶段，穿束胸衣就会影响乳房的正常发育，甚至会导致乳头内陷、乳腺炎等。另外，有些女性朋友特别喜欢趴着睡觉，上半身的重量压在乳房上，乳房受到压迫后就会影响乳房的血液循环，对乳房是有着很大的不利影响。

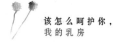
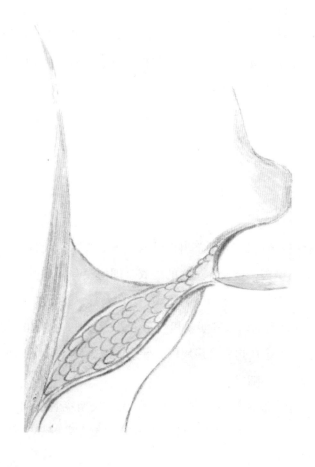

吸烟、饮酒

　　现在吸烟、饮酒并非是男性朋友的专利，很多的女性朋友也有吸烟、饮酒的习惯，有研究表明，有吸烟史的女性朋友患上乳腺癌的概率要比不吸烟的女性朋友高出 3 倍甚至以上。因为烟草中的有害物质以及酒精都会对乳腺造成不良的刺激，会大大增加患上乳腺结节的概率，增加乳腺疾病的发病机会。

过度节食

有些女性朋友为保持曼妙的身材，开始了自己的节食斗争，天天与素食为伴，谈肉色变。长此以往，身材消瘦了不说，乳房还干瘪无形，真的离"一马平川"不远了。要知道乳房内部组织大部分是脂肪，乳房内脂肪的含量增加了，乳房才能得到正常发育。

说了这么多的坏习惯，真心希望你一个没中。若是不幸中了，也没有关系，从现在起摒弃这些坏习惯，遇事保持积极乐观的心态，学会自己调整压力，适度放松自己，也不要滥用含雌激素的药物或制剂，杜绝盲目节食，女人要时刻为自己着想，健康的体魄和迷人的魅力对一个女人而言是首要重要的，女人经营自己要从呵护自己开始。

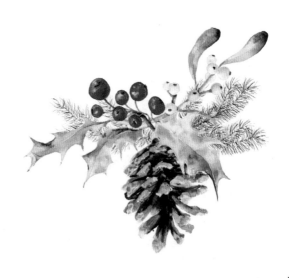

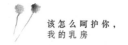
选文胸和穿文胸
是一门技术活

很多女性朋友在光顾内衣店时,面对不同款式、材质、型号的文胸挑花了眼,看到别人捏罩杯时也跟着捏捏,她选的蕾丝边的我也试试,会接连试穿好几款,也找不到自己的"情有独钟"。选文胸最忌讳的就是攀比,她有的我也要有,适合自己的才是最合适的。

选文胸要留意这几点

➜ 材质

文胸的材质大抵分为棉质、涤纶、锦纶,好些的材质如桑蚕丝等。棉质的文胸因其具有吸湿性、通透性较好的优点,往往被广大女性同胞所青睐,但棉质内衣塑形性较差,不利于保持乳房的聚拢性。涤纶材质的文胸不易起皱,锦纶材质的文胸弹性较好，但二者的舒适度和通透性不及棉质文胸。要单纯考虑体验感，桑蚕丝的文胸可以说是完胜，其吸湿性佳、透气性好、触感舒适，而且是纯天然的动物蛋白纤维，可以滋养皮肤，但因其价格贵、难打理、难保养，也绝非性价比高的选择。

那到底该如何抉择，很简单，选择自己需要的，如果你乳房形态良好，棉质就能满足日常所需，如果你不差钱，当然桑蚕丝材质为首选。如果你还是无法抉择，那就都要，换着体验就可以，有数据显示一件文胸的使用寿命不超过 6 个月，但是也不可能一件文胸天天穿，多准备几件，即便哪个文胸有缺陷，也不会受其影响。

→ 型号

大家选择文胸时，会看到标签上标有 70A、75B、80C……，真是越长大面临的选择越多，自己到底该如何选择适合自己的型号？

在尺码标识中前面的数字表示的是下胸围，字母表示的是罩杯，即上下胸围之差，如 75B，即是说下胸围是 75cm，B 罩杯表示 12.5cm（AA 罩杯 7.5 cm、A 罩杯为 10 cm、B 罩杯为 12.5 cm，依次类推，C 罩杯 15cm、D 罩杯 17.5cm、E 罩杯 20cm），那么上胸围就是 75+12.5=87.5cm

选择合适的文胸既要罩杯的深度与乳房的丰满度合适，还要文胸的钢托与乳房周围的边缘相吻合。

这里要提醒的是，每个人穿戴的文胸型号不是一成不变的，并不是说适合 75B 的文胸，每次购买时也不试穿，直接

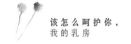
购买。除了不同品牌、不同厂家的同一型号文胸可能略有差异外,乳房也是一直动态变化的,月经前后,乳房的大小会有差别。所以每次购买时一定要试穿,如发现不合适及时调整合适的型号。

穿文胸

双臂穿过肩带,肩带自然垂落在肩膀上。

身体前倾,常理说前倾45°为佳,但并没有硬性要求。乳房垂落在罩杯内,反手扣住文胸扣勾。文胸后翼一般会有2个或3个可以调整松紧的位置,找到适合自己的最佳位置。

调整肩带,让其贴合在你的肩膀上,切勿过紧或者过松,过紧会挤压肩膀,过松易导致肩带滑落。

调整好肩带和文胸下胸围边缘后,将乳房靠近腋窝的多余赘肉轻推至罩杯内,摆正罩杯位置。

身体适度左右前后,抬举放下双臂,感受文胸穿戴的是否合适,若不合适再适度调整。

在试穿时会出现罩杯与乳房不服帖、肩带下滑、后翼勒紧背部等情况,这时你就要检查究竟是哪里出现了问题。如果是文胸经常上窜,可能是下胸围过大、罩杯过浅或是肩带过紧导致,建议调整肩带或是更换合适的文胸型号。如果是罩杯和乳房之间空空荡荡的,那可能是罩杯过大,及时更换较小罩杯的文胸再次试穿。如果肩带下滑,那原因就多了,可能是下胸围过大、罩杯太小、肩带过长或是肩带双肩背的款式不合适等，这就要根据具体情况，多试穿几款不同型号和款式的文胸，找到你的"非你莫属"。如果穿上文胸后腋下出现浮肉，要么就是罩杯选太小，要么就是你真的需要运动了，毕竟副乳也应该了解一下了。

穿戴时间

国外有研究表明，穿戴文胸与乳腺癌没有任何关系，反而女性发生乳腺良性疾病的概率与穿戴文胸的时间有关，每天24小时穿戴文胸的女性比每天穿戴时间小于12小时的女性患乳腺疾病的概率高。所以要尽量缩短自己穿戴文胸的时间，平时在家时尽量避免穿戴文胸，睡觉前脱掉文胸，促进淋巴回流和血液循环，尽量侧卧或者仰卧，不要趴卧压着乳房。

文胸清洗

现在市场上已经推出很多款内衣专用清洗液，在购买新的文胸后一定要清洗后再穿戴。平常清洗内衣时，应注意是手洗，机洗时容易致内衣变形，缩短其穿戴寿命。此外，在清洗时一定要避免大力揉搓，应从罩杯的边缘轻轻揉搓至中心位置，尽量避免拧干，而是用干毛巾吸走部分水分后，再进行晾晒。晾晒时，应用晾衣夹夹住文胸的下胸围边缘，不要直接将肩带挂在晾衣架上，以免导致肩带拉长变形，失去弹性。

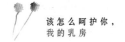
吃得营养，
乳房才能健康

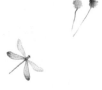

食物是否有丰胸效果不好说，但一些食物里面所含的营养物质对于降低乳房各种疾病的患病率倒是有一些不错的效果。

对乳房有益的营养物质有哪些

膳食纤维　存在于我们常吃的蔬菜、水果中。在动物实验中证实，高膳食纤维饮食能够降低乳腺癌的发生率。在对 10 个病例对照研究的 Meta 分析中发现，人体每天增加 20g 的膳食纤维摄入，可以降低患乳腺癌风险，其原因可能是膳食纤维能够阻止胃肠道对雌激素的重吸收，降低血中雌激素含量。

维生素　维生素 A 来源于动物肝脏、蔬菜水果中的类胡萝卜素等，β- 胡萝卜素具有抗氧化作用，是机体一种有效的捕获活性氧的抗氧化剂，对于防止脂质过氧化、预防心血管疾病、肿瘤，以及延缓衰老均有重要意义。

维生素 C 能够阻止致癌物质亚硝胺的形成，在一项对照研究的 Meta 分析中发现每天多增加摄入 300g 的维生素 C，能够显著降低乳腺癌的危险性。

流行病学资料显示在绝经前，女性多吃含维生素 D 类的食物，可以减少乳腺癌风险。

咖啡因　咖啡因致癌相信很多人对此还深信不疑，但很多研究都无法证实，常喝咖啡能够增加患癌的风险。相反，咖啡因在众多研究中，已经证实对糖尿病有预防作用，可降低肝癌、结肠癌、黑色素瘤患病率，还能抑制乳腺癌的生长。更加有趣的一项研究发现，咖啡因能够轻微降低患乳腺癌的概率。在类似的研究中也发现饮茶也与乳腺癌没有任何关系。

植物雌激素　在乳腺癌低发区人们的饮食中发现，大豆降低了乳腺癌的发病率。大豆中植物雌激素（大豆苷元和大豆异黄酮）能够与人体雌激素结合，不让雌激素发挥作用，从而起到与一种抗癌药（他莫西芬）相似的作用。

此外，还有研究者跟踪监测了 6000 多名乳腺癌患者 9 年，他们发现，消耗异黄酮量多的患者，死亡风险比消耗量少的患者低 20% 多。异黄酮不仅能降低乳腺癌患者的死亡率，还可以降低人群中乳腺癌的患病率，真的是不仅能治病，还能防病。

由此可见，长期食用大豆制品对年轻女性的乳房有保护作用。

说了这么多，有没有推荐的防癌食谱，不要心急，这里有

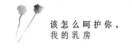
一份来自国际认证的"防癌食谱"。

美国环境工作组织（EWG）在总结了多个高质量的研究结果后，推出了一种名为"防癌饮食"的新型饮食方法，帮助我们把复杂的营养学研究应用到了日常生活中。该饮食方法是通过把多种食材进行一定量的组合，再加上不同的烹调方法，尽可能地降低我们的患癌风险。

基于这种新的饮食方法，EWG营养学家帮助大家制定了一份科学抗癌食谱，包括一天中的早餐、午餐、晚餐。有数据统计有些炎症病变与癌症或癌前病变相关，这份食谱可以帮你缓解炎症，阻止其向癌症转化。

→ 防癌早餐

将红色或橙色蔬菜（如西红柿、胡萝卜或甜椒）和深绿色蔬菜（如菠菜或花椰菜）切碎后炒鸡蛋；加配上一份水果（如葡萄柚、哈密瓜或黑莓）。

对于素食主义者而言，可选择新鲜季果（蜜桃或蔓越莓）、坚果（核桃或杏仁切片）以及燕麦片搭配。

想要增加红色和橙色蔬菜中类胡萝卜素和暗绿色素的吸收，只需要一茶匙橄榄油或者一汤匙奶酪就可以了。

→ 防癌午餐

玉米烤鱼薄饼，玉米薄饼配上烤鱼（如鳟鱼或鳕鱼）和营养沙拉（花生、卷心菜或白菜、豌豆、葱或洋葱），外加一份水果（如橙子、西瓜或蓝莓）。

对于素食主义者而言，可选择营养沙拉（花生碎或葵花籽、卷心菜或白菜、豌豆、香菜、葱），再配上水果。

还可以再配上紫甘蓝来增加食谱中植物化学元素的多样性，它是很好的花青素抗氧化剂的来源，和卷心菜、白菜一样，紫甘蓝也是氰酸的丰富来源。

→ **防癌晚餐**

扁豆汤，配洋葱、芹菜、胡萝卜、西红柿、深绿色蔬菜（菠菜或紫甘蓝），加上黑胡椒以及各种香料，不要忘记加上一份水果。

黑胡椒可以帮助提高蔬菜中类胡萝卜素的生物利用度，所以不要忘记撒上一些。

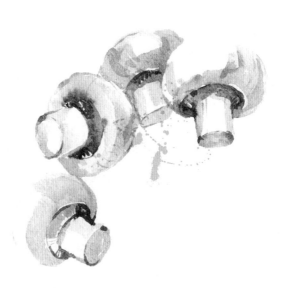

小知识　牛奶饮用过多会致乳腺癌吗

很多人在一些报道中看到过牛奶饮用过多会增加乳腺癌的患病风险。这是源于 2004 年 10 月发表在《新英格兰医学期刊》的一项研究指出，大量饮用牛奶可能是乳腺癌的一个诱导因素。虽然这个说法，在 20 世纪 90 年代以来，时常被多项研究提起，过多饮用牛奶可导致乳腺癌、卵巢癌、前列腺癌等多种癌症。研究人员发现牛奶会增加人体中类胰岛素一号增长因子（IGF-1）的水平，而该物质是促进癌细胞生长和繁殖的关键因素。但可以放心的是这项研究基于的前提是"大量饮用牛奶"，所以如果不是一日三餐四季天天顿顿地大量饮用牛奶，大可不必担心牛奶会与乳腺癌扯上关系。

致谢语

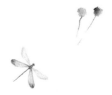

感谢中国石油中心医院乳腺外科主任　王建军　教授

感谢中国中医科学院西苑医院　张晓军　教授

感谢西安交通大学第一附属医院肿瘤外科主任　王健生　教授

感谢河南省人民医院乳腺科主任医师　李文涛　教授

感谢战略支援部队特色医学中心　崔彦　院长

感谢中国医科大学第一附属医院　郑新宇　教授

感谢武汉大学人民医院东院区乳腺科主任　龚益平　教授

感谢北京中医药大学附属东方医院乳腺科主任　祝东升　教授

感谢湖南省肿瘤医院乳腺科主任　李赞　教授

感谢福建省妇幼保健院乳腺科主任　黄晓曦　教授

感谢山东省肿瘤医院乳腺科主任　于志勇　教授

感谢成都市第三人民医院 / 西南交通大学附属医院乳腺甲

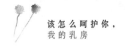

状腺外科主任　吴剑

　　感谢四川省成都市妇女儿童中心医院乳腺外科主任　宁平

　　感谢山东省青岛大学附属医院　李建国　教授

　　感谢陕西省榆林市第四人民医院　张小龙　院长

　　感谢北京海淀区妇幼保健院　马祥君　院长

　　感谢北京市通州区中西医结合医院　顾岳山　院长

　　还有很多很多善良的乳腺外科主任给予了本书莫大的鼓励和支持，在这里不一一致谢了，感恩众多的乳腺外科同仁们，一路陪伴，一路鼓励，一路支持，感恩大家共同的医学科普情怀，齐心协力共筑乳腺健康科普的公益长城，让更多的女性获益。

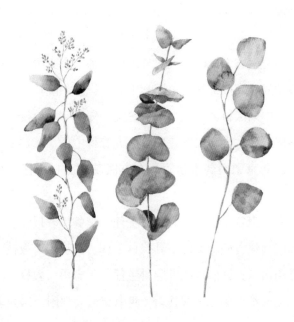